河南省"十四五"普通高等教育规划教材

河南中医药大学传承特色教材

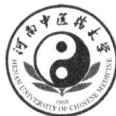

经典中成药

（供中药学、中药资源与开发、临床医学等专业用）

主编 王 辉

全国百佳图书出版单位
中国中医药出版社
·北 京·

图书在版编目（CIP）数据

经典中成药 / 王辉主编 . —北京：中国中医药出
版社，2020.12
河南中医药大学传承特色教材
ISBN 978-7-5132-6599-7

Ⅰ.经…　Ⅱ.①王…　Ⅲ.①中成药—中医药院校—教
材　Ⅳ.① R286

中国版本图书馆 CIP 数据核字（2020）第 256864 号

中国中医药出版社出版

北京经济技术开发区科创十三街 31 号院二区 8 号楼
邮政编码　100176
传真　010-64405721
河北纪元数字印刷有限公司印刷
各地新华书店经销

开本 787×1092　1/16　印张 12.25　字数 266 千字
2020 年 12 月第 1 版　2020 年 12 月第 1 次印刷
书号　ISBN 978-7-5132-6599-7

定价　49.00 元
网址　www.cptcm.com

社 长 热 线　010-64405720
购 书 热 线　010-89535836
维 权 打 假　010-64405753

微信服务号　zgzyycbs
微商城网址　https://kdt.im/LIdUGr
官 方 微 博　http://e.weibo.com/cptcm
天猫旗舰店网址　https://zgzyycbs.tmall.com

如有印装质量问题请与本社出版部联系（010-64405510）
版权专有　侵权必究

河南中医药大学传承特色教材

编审委员会

主 任 委 员　许二平

副主任委员　冯卫生

委　　　员　彭　新　李根林　禄保平　朱建光
　　　　　　陈随清　卢　萍　曹　珊　纪宝玉
　　　　　　李具双　贾成祥　王振亮　王　辉
　　　　　　龙旭阳　李成文　崔　瑛　贾永艳
　　　　　　张振凌　董诚明　崔姗姗　车志英
　　　　　　林永青　孙河龙　刘文礼　朱　鑫

河南省"十四五"普通高等教育规划教材

河南中医药大学传承特色教材

《经典中成药》编委会

主　编　王　辉（河南中医药大学）

副主编　崔　瑛（河南中医药大学）

　　　　朱建光（河南中医药大学）

　　　　毛　静（河南中医药大学）

　　　　李连珍（河南农业大学）

　　　　林志健（北京中医药大学）

　　　　谢有良（河南中医药大学）

编　委（以姓氏笔画为序）

　　　　方丽君（河南中医药大学）

　　　　李亚敏（河南中医药大学）

　　　　李玲玲（河南中医药大学）

　　　　宋　宁（河南中医药大学）

　　　　赵建平（河南中医药大学）

　　　　袁培培（河南中医药大学）

　　　　高　改（河南中医药大学）

　　　　崔　璨（河南中医药大学）

　　　　谢治深（河南中医药大学）

　　　　薛淑娟（河南中医药大学）

前 言

　　教育部和国家中医药管理局《关于医教协同深化中医药教育改革与发展的指导意见》（教高〔2017〕5号）中指出："改革中医药课程体系：推进中医药课程内容整合与优化，构建以中医药传统文化与经典课程为根基，以提升中医药健康服务能力为导向的课程体系。"2019年10月发布的《中共中央国务院关于促进中医药传承创新发展的意见》中指出，要改革中医药人才培养模式，强化中医思维培养，改革中医药院校教育。在此背景下，河南中医药大学总结近十年来仲景学术传承班和中药传承班的办学经验，进一步优化培养方案和课程体系，同时进行相关学术传承特色教材建设，组织编写传承特色系列创新教材。本套教材共计16种，分别为《中医训诂学》《中医文化学》《国学经典导读》《仲景方药学》《仲景辨治学》《仲景经方案例导读》《仲景学术历代医家研究与传承》《本草名著选读》《中药理论专论》《经典中成药》《中药药剂学》《中药炮制学》《中药资源与栽培》《中药鉴定学》《中医方药学》《中医理论基础》。该系列教材主要配套仲景学术传承班和中药学术传承班教学使用，同时适合中医、中药类相关专业研究生及医学爱好者学习，也可作为中医药教学、医疗研究人员的参考用书。在编写过程中，我们参考了其他高等中医药院校相关教材及资料。限于编者的能力与水平，本套教材难免有不足之处，还要在教学实践中不断总结与改进。敬请同行专家提出宝贵意见，以便再版时修订提高。

河南中医药大学传承特色教材编审委员会
2020年4月

编写说明

中成药是中医药学宝库的重要组成部分，是我国历代医家经过长期医疗实践创造、总结的有效方剂之精华。随着中成药学科日臻成熟，全国各高等中医药院校相继开设该门课程。《经典中成药》在继承以往中成药类教材编写体例的同时有所创新，其特色是主要选择充分体现中医理论指导及运用思想，并有经方来源的常用中成药为学习内容，且根据部分中成药的临床应用特点，增加"配伍应用"内容，使学生能够运用中医药理论理解和掌握中成药的功用主治、配伍意义、临床应用、制作方法等知识，培养学生运用中成药的能力。

本教材分为总论和各论。上篇总论部分共4章，重点介绍中成药的发展简史、中成药的命名与分类、中成药的组方原则与治法、中成药的应用等基本理论和基本知识。下篇各论部分主要按照功用，将中成药分为解表、泻下、和解、理气、理血、祛湿、祛痰等18章，共选中成药138种。每种中成药下列处方、制法、性状、功用、主治、方解、临床应用、药理研究、用法与用量等项。

本教材主要适用对象为中医药院校中药学、中药资源与开发专业学生，亦可供临床医学等专业学生及临床实习生、进修生学习使用，并可作为临床医生临诊必备的参考用书。

本教材中中成药学的概念、发展简史、命名与分类、组方原则与治法及理血药由王辉编写；中成药的应用由崔瑛编写；解表药由朱建光编写；泻下药由毛静编写；和解药由李连珍编写；清热药由林志健编写；祛暑药、温里药由宋宁编写；补益、消食药由谢有良编写；固涩药由毛静编写；安神药由崔璨编写；开窍药由谢治深编写；理气药由高改编写；理血药由方丽君编写；治风药由李玲玲编写；祛湿药由赵建平编写；祛痰药由李亚敏编写；止咳平喘药、外用药由薛淑娟编写。

本书编写过程中承蒙中国中医药出版社和各位编委的大力支持，在此一并致谢！因编者水平所限，书中错舛之处希望大家在使用过程中提出宝贵意见，以便再版时修订提高。

《经典中成药》编委会

2020 年 9 月

目 录

上篇 总论

下篇　各论

上篇　总论

第一章　中成药学的概念及发展简史

第一节　中成药学的概念

中成药是指在中医药理论指导下，以中药饮片为原料，经过药学和临床研究，按照规定生产工艺和质量标准制成一定剂型，安全有效，质量可控，并获得国家药品管理部门的批准，可以在药品市场以商品出售的中药成品，简称成药，又称为中药成方制剂。

中成药学是以中医药理论为指导，研究和阐述中成药的基本理论、组方原理、剂型工艺、功用主治、药理毒理及其临床运用的一门学科。中成药学的基本任务：研究分析中成药的处方组成、配伍理论及制备方法；探讨分析中成药的功能、主治与适应证，培养临证应用中成药的能力；并学会应用现代科技知识和方法改进传统工艺，研究和开发新剂型新品种，提高产品质量与临床医疗效果。

中成药是中药的重要组成部分，历史悠久，内容丰富，是历代医家在长期临床实践中总结配制而成的，以疗效可靠，服用、保存、携带方便，使用安全而著称。因此，中成药不仅为我国广大人民所喜用，而且在国际上也享有较高的声誉。

第二节　中成药的发展简史

古人在长期的生活和生产实践中，经过世世代代、日积月累的口尝身受，逐步积累了药物知识。随着药物的不断利用，为了增强药物疗效或使用安全，自然涉及药物的选择、配合和调剂，药物的使用由原来的单味药物使用发展为两味以上药物配合使用，从而产生了方剂。汤剂是中药的重要剂型，随着临床用药的发展，汤剂服用、携带都不方便等逐渐显现，不利于疾病的长期治疗，成药的产生就成了必然。

我国的中成药制作生产与应用历史悠久，可追溯到战国时期。湖南长沙马王堆汉墓出土的《五十二病方》成书于战国晚期，堪称是现存最古老的方书。记载医方283个，涉及临床各科病证一百余种。药方的用法，既有内服，也有外用，内服有汤、丸、饮、散的区别。该帛书的出土，说明至迟在战国晚期，中成药在临床的运用已相当广泛。另外，现存最早的医学经典著作《黄帝内经》，也成书于战国时期，该书记载13首方剂，其中有9种成药，包括丸、散、膏、丹、药酒等多种剂型。

东汉末年，医圣张仲景撰写《伤寒杂病论》，被后世誉为"方书之祖"。书中收载有60余种成药，如治小便不利的五苓散、治虚寒腹痛泄泻的理中丸、治蛔厥证的乌梅丸、治脾约证的麻子仁丸及治肾虚水肿的肾气丸等，至今临床仍广泛使用。《伤寒杂病论》载有膏剂、丸剂、散剂，以及栓剂、洗剂、灌肠剂、烟熏剂等多种剂型及制作方法，为中成药制药奠定了基础。

晋代葛洪编写的《肘后备急方》，收载成药数十种，在配方、制作方法上有新的发展。该书载有蜡丸、锭剂、条剂、饼剂、尿道栓剂等，首先将成药专章论著。

唐代药王孙思邈编著的《备急千金要方》《千金翼方》，集唐以前医方之大成，分别收载医方5300余首和2200余首。其中收载了很多成药，比较著名的如磁朱丸、紫雪散、定志丸等；剂型涉及丸剂、散剂、膏剂、丹剂等多种剂型。

宋代中成药已发展到较为兴盛阶段。由政府组织编写的《太平圣惠方》《圣济总录》等收载的成方很多，并有膏药、丹剂等的专篇介绍。北宋政府官办药局"惠民和剂局"的建立，使大量成方制剂的生产规范化，标志着我国制剂和成药销售、管理进入新阶段。公元1150年由裴宗元、陈师文等组织撰写的《太平惠民和剂局方》是我国历史上第一部成药药典，载方788首，名方颇多，对后世影响很大。如纳气平喘的黑锡丹，开创了化学制剂的先例。清心开窍的至宝丹、解表化湿的藿香正气散均为疗效显著的中成药。除官修方书中有中成药的相关内容外，民间一些方书也有中成药收载。钱乙《小儿药证直诀》记载了大量中成药，如清心泻火的导赤散、清泄肺中伏火的泻白散、健脾和胃的七味白术散、滋补肾阴的六味地黄丸等均颇有效验，还有严用和的《济生方》中记载的归脾丸、济生肾气丸等中成药沿用至今。

金元时期，金元四大家在促进中医学理论发展的同时，也为中成药品种的丰富提供了大量有效方剂，创制了各具特色的中成药，如刘河间的防风通圣散、六一散，李东垣的半夏枳术丸、香砂枳术丸，张子和的木香槟榔丸、禹功散，朱丹溪的大补阴丸、越鞠丸等。

明清时期，随着中医药学发展，温病学派崛起，中成药有很大发展。如李时珍的《本草纲目》收载中成药剂型近40种，方剂1.3万首，充分显示了中医学中成药剂型的绚丽多彩。陈实功的《外科正宗》收载200余种中成药，其中冰硼散、如意金黄散均确有卓效。吴鞠通的《温病条辨》中也创制了大量成药，如桑菊饮、银翘散、安宫牛黄丸、杏苏散等。清末出现了北京著名的"同仁堂""万锦堂"等药店，生产出售的中成药共计500多种。

19世纪中后期，西医、西药不断传入中国，中医药的发展受到了一定的影响。中医药学在吸收西方现代制药技术的基础上，中成药开始了前店后厂的生产模式，开始采用自己独特的制剂工艺，发展虽然缓慢，但为近代中药制药产业的发展奠定了一定的基础。

中华人民共和国成立以来，中成药研发与应用得到很大发展。各地相继建立中成药科研、生产、经营专门机构，中成药挖掘、整理和科研工作不断取得成果。1963 年国家组织编撰的《中华人民共和国药典》，收载 197 种中成药，成为中成药发展史上的一个里程碑。改革开放以来，国家药品监督管理部门设立药品审评中心，发布了《新药审批办法》;《中药新药研制与申报》《中药新药临床研究指导原则》等相继出版。至此中成药的研制得到了规范，开始蓬勃发展。长期广泛的临床应用证明，中成药具有疗效确切，携带、使用方便等特点。因此，中成药已成为当今防病治病不可缺少的药物，在国内外享有较高声誉。2020 版《中华人民共和国药典》一部，收载成方制剂则达 207 种。

随着我国经济建设的迅速腾飞，科学技术水平的进步，《中医药发展战略规划纲要（2016—2030 年）》的贯彻执行，党中央"科教兴国"战略的顺利实施，我国的中药事业必将迎来高速发展时期。

第二章　中成药的命名与分类

第一节　中成药的命名

中成药的命名多反映处方的组成、功用及主治等特点，有些中成药还内蕴我国古代文化如天文、地理、哲学，以及儒、释、道等各家思想。学习中成药命名对于正确理解和使用中成药有一定帮助。中成药命名主要有以下几种形式。

一、以药物组成命名

（一）以方中主药命名

中成药的组成，是依据君、臣、佐、使的组方原则进行组合的。主药的性能和功能基本代表了整个中成药的性能和功用，突出主药，即提示了该药的主要作用。

1. 以单味药物、两味或两味以上药物命名。如乌梅丸，以乌梅命名，提示本药的主药是乌梅，有安蛔止痛之功。麻子仁丸的命名，提示本药的主药是麻子仁，具有润肠通便之效。牡蛎散以牡蛎命名，提示本药的主药是煅牡蛎，有固涩止汗之功。银翘散以金银花、连翘命名，提示该药的主药是金银花、连翘，有清热解表之功。夏桑菊冲剂以夏枯草、桑叶、菊花命名，提示该处方主药是夏枯草、桑叶、菊花，有清热疏风之功。

2. 以主药的别名命名。如鸡苏散中，薄荷别名鸡苏，故而名之。

3. 以主药与功用或主治结合命名。如龙胆泻肝丸，突出了龙胆为该成药主药，并提示具有泻肝胆实火、利下焦湿热的作用。朱砂安神丸，提示主药是朱砂，并具有安神作用。

（二）以方中全部组成药物命名

组成较简单的中成药，常以处方的全部药名来命名。如香连丸，由木香、黄连两味药组成，具有行气化滞、清热化湿之功。麻杏甘石颗粒由麻黄、杏仁、甘草、石膏组成，具有辛凉疏表、清肺平喘的功效。

（三）以药味数目命名

1. 以药味数目命名，常提示处方的组成有几味药物。如四君子丸、四物合剂、四妙丸等，说明方由四味药物组成。五仁丸则提示本药是由五味药物的种仁组成。

2.以药味数目与功用结合命名，如十全大补丸，由十味中药组成，具有补益的功效；七宝美髯丹由七味珍贵的中药组成，具有乌发美髯之功效。

3.以药味数目与方中主药结合命名。如六味地黄丸，提示本药由六味药物组成，其中地黄一味为处方中主药。七味白术散则提示本药由七味药物组成，其中白术一味为方中主药。

二、以主要功用命名

某些中成药以其直接或间接功效命名。如补中益气丸，提示该药能够补益中焦脾胃之气，治疗中气不足证或气虚下陷证。逍遥丸，提示该药具有疏肝解郁之功，服药后可使血虚得补，脾虚得健，气郁得疏，气血调和，自由逍遥，能够治疗肝气郁滞之证。其他药物，如越鞠丸、实脾散、保和丸等亦是采取此种命名方式。

三、以主治命名

以主治命名，临证应用，一目了然。如冷哮丸主治寒哮等、治疗慢性迁延性肝炎的迁肝片、治疗或预防流行性感冒的流感茶、治疗小儿百日咳的百日咳片、治疗妇女白带的白带丸等。

四、以取类比象法命名

借用自然界的一些事物，或神话、传说、典故形象的表达，使人望文生义。如舟车丸，说明其祛除水湿之功犹如顺流之舟、下坡之车，顺势而下，畅通无阻，使水患一举可平。泰山磐石散则比喻其固肾安胎效果之佳，服药后腹中胎儿安如泰山、稳似磐石。

五、以处方来源命名

根据原始文献记载的方剂命名，可知其来源出处，如济生肾气丸（源自《济生方》）、金匮肾气丸（源自《金匮要略》）、局方至宝丹（源自《太平惠民和剂局方》）。

其他，尚有以组方药物入药部位、用法、制剂、剂量或剂量比例等特点命名。如三子养亲汤、五仁丸等成药是以药物的种子、果仁等为入药部分而命名。川芎茶调散是以服用方法命名。有以服用剂量命名，如七厘散，因该方一般每服七厘，不可多服，故名。六一散以药物剂量比例而命名，提示本药组成中滑石与甘草的用量比为 6：1。

此外，中成药的命名应根据我国药典委员会和《药品注册管理办法》的有关规定进行。如中成药名包括中文名和汉语拼音，不得注拉丁名称。中文名应与该药剂型相符。汉语拼音分隔书写。药品的名称应明确、简短、科学，不得使用代号、政治性名词等。

第二节　中成药的分类

目前，我国中成药品种较多。参照历代医学文献资料，其分类方法，归纳起来主要有以下几种。

一、根据功效分类

根据中成药的功效分类，符合中医理法方药的特点，便于临床辨证用药。一般可分为解表类、泻下类、和解类、清热类、祛暑类、温里类、补益类、固涩类、安神类、开窍类、理气类、治风类、治燥类、祛湿类、祛痰类、止咳平喘类、消食类、驱虫类等。

二、根据剂型分类

根据中成药的剂型分类，便于中成药经营保管，主要可分为蜜丸类、水丸类、糊丸类、散剂类、膏滋类、膏药类、药酒类、片剂类等。

三、根据病证及临床各科分类

根据病证及临床各科分类，便于临床应用。根据病证分类，如感冒类、胃痛类、食积类、便秘类、腹泻类、眩晕类、失眠类等。根据临床各科分类，如内科类、外科类、妇科类、儿科类等。

四、根据笔画拼音分类

此种分类方法便于查阅资料。如药品标准和《中华人民共和国药典》等工具书均用此类方法分类。

第三章　中成药的组方原则与治法

第一节　中成药的组方原则

中成药的配方不是药物简单随意的叠加、组合，而是根据具体病证的病因病机、临床表现等方面，并遵循君、臣、佐、使的组方原则进行配伍组方。《素问·至真要大论》曰："主病之谓君，佐君之谓臣，应臣之谓使。"关于中药配伍组方的原则，历代医家多有所阐述，主要归纳为如下几个方面。

1. 君药　指针对主证或主病起主要治疗作用的药物。君药是处方中的主要药物，其药力居方中之首，是方中不可缺少的药物。一般来讲，君药在方中味数少，相对其自身常用量，作为君药时其用量大，但不一定是方中用量最大的药物。

2. 臣药　一是指辅助君药加强治疗主证或主病的药物；二是指针对兼证或兼病，起主要治疗作用的药物。

3. 佐药　一是指佐助药，即协助君、臣药以加强治疗作用，或直接治疗次要的兼证的药物。二是指佐制药，即用以消除或减缓君、臣药的毒性与峻烈之性的药物。三是指反佐药，在病重邪甚，可能拒药时，用与君药性味相反而又能在治疗中起相成作用的药物。反佐是特定的用法，是依据"甚者从之""从者反治"而进行运用的。

4. 使药　一是引经药，即能引方中诸药以达病所的药物；二是调和药，即具有调和诸药作用的药物。

总之，决定处方中药物的君、臣、佐、使，主要是以药物在处方中所起的作用为依据。君药是处方必不可少的，而臣、佐、使则不必求全。

方中君、臣、佐、使的药味为多少，在《素问·至真要大论》中虽有"君一臣二，制之小也；君一臣三佐五，制之中也；君一臣三佐九，制之大也"的规矩，但组方配伍，并非一定如此，而是根据辨证立法来定。一般而言，君药药味较少，常为一、二味，臣、佐药味较多，使药也为一、二味。组成一首方，药物总数的多少，一般不作机械规定，但药味少的，应做到"少而精专"，而药味多的，尽可能"多而不杂"。

在使用分量上，无论何药，在作为君药时，其用量比作为臣、佐、使药应用时要大，与整方他药分量的比例，其相对量应较大，臣、佐药相对量较小，使药更小。

第二节 中成药的治法

中医的治法，是中医学"理、法、方、药"的重要组成部分。治法是根据临床证候，辨证求因而制定出来的。治法确定后，对临床选用中成药具有指导作用。例如治疗中气下陷之脱肛、胃下垂等，首先要确立升阳举陷治法，然后才能选用补中益气丸进行治疗。因此，中成药的选用是从属于治法的，治法是选用中成药的依据，中成药是治法的具体体现。历代医家在长期的医疗实践中总结出了许多治法，以治疗复杂多变的各种疾病。根据历代医家的诸多治法概括为"八法"。现将"八法"的内容简要介绍如下：

一、汗法

汗法是通过开泄腠理，促进发汗，使外感六淫之邪由肌表随汗出而解的一种治法。《素问·阴阳应象大论》曰："其在皮者，汗而发之。"《伤寒论》曰："脉浮者，病在表，可发汗。"这是汗法的应用和立法依据。汗法不仅能发汗，凡能祛邪于外，透邪于表，使气、血、营、卫调和，皆是汗法的作用范围。汗法主要适用于外感六淫之邪侵入肌表之证，对麻疹初起、水肿病腰以上肿甚者、疮疡初起、痢疾初起等有寒热表证者，欲使其邪透达于外，均可应用此法。根据病情有寒热、邪气有兼夹、体质有强弱等各种不同情况，故将汗法分为辛温发汗法、辛凉发汗法，以及汗法与补法等其他治疗方法的结合运用。

二、吐法

吐法是通过涌吐，使停留在咽喉、胸膈、胃脘等部位的痰涎、宿食或毒物从口中吐出的一种治法。《素问·至真要大论》所言"其高者，引而越之"就是吐法的理论依据之一，凡是痰涎壅塞在咽喉，或顽痰蓄积在胸腹，或宿食停滞在胃脘，或误食毒物尚留在胃中等，都可及时用吐法，使之涌吐而出。由于吐法能引邪上越，宣壅塞而导正气，所以在吐出有形实邪的同时往往汗出，使在肌表的外感病邪随之而解。正如清代程钟龄在《医学心悟》中说："吐法之中，汗法存焉。"然而，吐法毕竟是祛邪外出的一种治法，易损胃气，所以多用于实邪壅塞、病情急剧的患者。若病情虽急，但体虚气弱，尤其是孕妇都必须慎用。

三、下法

下法是通过荡涤肠胃，泻出肠中积滞，或积水、瘀血，使停留于肠胃的宿食、燥屎、冷积、瘀血、结痰、停饮等从下窍而出，以祛邪除病的一种治疗方法。《素问·至真要大论》所言"其下者，引而竭之""中满者，泻之于内"，就是下法的理论依据之一。凡邪在肠胃，而致大便不通，燥屎内结，或热结旁流，以及停痰留饮、瘀血积水等邪正俱实之证，均可使用。由于病情有寒热，正气有虚实，病邪有兼夹，所以下法又有寒下、温下、润下、逐水、攻补兼施之别，以及与其他治法的配合运用。

四、和法

和法是通过和解或调和的作用，以祛除病邪为目的的一种治法。它不同于汗、吐、下三法的专事攻邪，又不同于补法的专事扶正。《伤寒明理论》曰："伤寒邪在表者，必渍形以为汗；邪气在里者，必荡涤以为利；其于不内不外，半表半里，既非发汗之所宜，又非吐下之所对，是当和解则可以矣。"所以和解是专治病邪在半表半里的一种方法。后世调和之义的范围扩大，则如戴天章所说："寒热并用之谓和，补泻合剂之谓和，表里双解之谓和，平其亢厉之谓和。"适用于脏腑气血不和，或寒热混杂，或虚实互见的病证。凡邪犯少阳、肝脾不和、肠寒胃热、气血失调、营卫不和等病证都可用和法，祛除寒热，调其偏胜，扶其不足，使病去人安。此外，如《伤寒论》中对某些经过发汗、涌吐、攻下，或自行吐利而余邪未解的病证，宜用缓剂或峻剂小量分服，使余邪尽除而不重伤其正的，亦称为和法。所以和法的范围较广，分类也多。其中主要有和解少阳、透达膜原、调和肝脾、疏肝和胃、分消上下、调和肠胃等等。

五、温法

温法是通过温里、祛寒、回阳、通络等作用，使寒邪去，阳气复，经络通，血脉和，适用于脏腑经络因寒邪而病的一种治法。正如清代程钟龄《医学心悟》所云："温者，温其中也。脏受寒侵，必用温剂法。"《素问·至真要大论》所言的"寒者热之""治寒以热"就是温法的理论依据之一。寒病的成因有外感、内伤的不同，或由寒邪直中于里，或因治不如法而误伤人体阳气，或其人素体阳气虚弱，以致寒从中生。因此，温法中又有温中祛寒、回阳救逆和温经散寒的区别。由于寒病的发生常常阳虚与寒邪并存，所以温法又常与补法配合运用。至于寒邪伤人肌表的病证，又当用汗法治疗，不在此例。

六、清法

清法是通过清热泻火，以清除火热之邪，适用于里热证的一种治法。《素问·至真要大论》所言的"热者寒之""温者清之""治热以寒"就是清法的理论依据之一，但是由于里热证有热气在气分、营分、血分、热甚成毒，以及热在某一脏腑之分，因而清法之中，又有清气分热、清营凉血、气血两清、清热解毒，以及清脏腑热等不同。清法的运用范围较广，尤其在温热病治疗中更为常用。火热最易伤津耗液，大热又能伤气，所以清法中常配伍生津、益气之品。若温病后期，热灼阴伤，或久病阴虚而热扰于里的，又当清法与滋阴并用，更不可纯用苦寒直折之法，热必不除。至于外感六淫之邪的表热证，当用辛凉解表法治疗，不在此例。

七、消法

消法是通过消食导滞和消坚散结作用，使气、血、痰、食、水、虫等积聚而成的有形之结渐消缓散的一种治法。《素问·至真要大论》所言的"坚者削之""结者散之"就是消法的理论依据之一。由于消法治疗的病证较多，病因也各不相同，所以消法又分消导食积、消痞化积、消痰祛水、消疳杀虫、消疮散痈等。消法与下法虽同是治疗蓄积有形之邪的方法，但在具体运用中却有不同。下法所治病证，大抵病势急迫，形证俱实，邪在脏腑之间，必须速除，并且可以从下窍而出。消法所治，主要是病在脏腑、经络、肌肉之间，邪坚病固而来势缓慢，且多虚实夹杂，尤其是气血积聚而成之瘿瘤痞块，不可能迅即消除，必须渐消缓散。消法也常与补法或下法配合运用，但仍然是以消为目的。

八、补法

补法是通过补益人体气血阴阳，以主治各种虚弱证候的一种治疗方法。《素问·三部九候论》曰"虚则补之"，《素问·至真要大论》曰"损者益之"，《素问·阴阳应象大论》曰"形不足者，温之以气；精不足者，补之以味"都是指此而言。补法的目的在于通过药物的补益，使人体脏腑或气血阴阳之间的失调重归于平衡。此外，在正气虚弱不能祛邪时，也可用补法扶助正气，或配合其他治法，达到扶正祛邪的目的。补法虽也可以间接收到祛邪的效果，但一般是在无外邪时使用，以避免"闭门留寇"之弊。补法的具体内容甚多，既有补气、补血、补阴、补阳及五脏补法等；又有峻补、平补之异；更有兼补、双补、补母生子之法等。但常用的治法仍以补气、补血、补阴、补阳，以及阴阳并补、气血双补为主。

上述八种治法，适用于表里、寒热、虚实等不同的证候。但病情往往是复杂的，并非某种单一治法所能奏效，故常需数种方法配合运用，才能无遗邪，无失证，照顾全面。数法合用，又有主次轻重之分，所以虽为八法，但配合之后变化多端。正如《医学心悟》中说："一法之中，八法备焉；八法之中，百法备焉。"因此，临证处方，只有针对具体病证，灵活运用八法，使之切合病情，方能收到满意的疗效。

第四章 中成药的应用

中成药是在中医药理论指导下研发而成，其应用具有其独特的理论体系、原则和方法。因此，许多中成药必须在中医药理论指导下，才能正确选择应用。同时应注意药物的合理配伍、用量及疗程等方面的问题。1985 年世界卫生组织（WHO）在内罗毕召开的合理用药专家会议上，把合理用药定义为："合理用药要求患者接受的药物适合他们的临床需要，药物的剂量符合他们个体需要，疗程足够，药价对于患者及其社区最为低廉。"其核心内容是安全、有效、经济。中成药的临床应用也必须符合合理用药的基本要求。

第一节 中成药合理应用的原则

一、正确选药

中成药以防治疾病为主要目标。每种中成药具有特定功效和相应的适用范围。掌握中成药的功效和适应证，在中医药理论指导下，准确选择和使用药物，是中成药合理应用的首要环节。

（一）对证用药

辨证施治是中医学认识疾病和治疗疾病的基本思路。证是对人体在疾病发展过程中某一阶段的病理概括，包括病变的部位、原因、性质及邪正关系，揭示了疾病发展某一阶段的病理本质。证由一组固定的、具有内在联系的、可以反映疾病实质的症状所组成。如外感表证，均可见恶寒（风）、发热、喷嚏、流涕、脉浮等。这组症状虽然表现各异，但都是外邪入侵，机体正气与之斗争的表现，反映出邪犯人体，邪正交争于肌表的病理实质。辨证论治就是在辨明证候的基础上，选择对证中药进行治疗。绝大多数中成药都是针对证候的治疗药物，如桂附八味丸是针对肾阳虚证候的治疗药物、补中益气丸是针对中气下陷证候的治疗药物等。因此，首先根据中医药理论，认识疾病的证候；然后根据证候确定治法；再依据治法选择合适的中成药，使中成药的主治证候与患者所罹患的疾病的证候对应起来。这就是对证用药，是中成药合理用药的首要环节。辨证施治是中医治疗学的精髓，在中成药临床用药过程中必须遵循。

（二）对病用药

病，即疾病。它是在一定致病因素作用下，人体健康状态受到破坏，人体阴阳平衡失调所表现出来的全部病理变化过程。每种病都有各自的病因病机、诊断要点、鉴别要点。在疾病发展的全过程中，随着病的变化，各个阶段可以表现为若干不同的证候。中医学重视辨证施治，也不排斥对病用药的形式。如内消瘰疬丸针对瘰疬、玉泉丸针对消渴、血脂康胶囊针对高血脂等，属于对病用药。因此，根据中成药的适用范围，对病使用药物也是正确选药的内容之一。

（三）对症用药

症，即症状，是指患者自身感觉到的不适，是疾病的临床表现，如发热、口渴、头痛、小便次数增多或减少等。有些中成药主要针对疾病的具体症状起治疗作用。如柴胡口服液针对外感发热症状起治疗作用，元胡止痛片针对疼痛症状起治疗作用。准确使用这些中成药以解除某些突出症状，从而缓解病痛，也是正确选药的内容之一。

（四）辨证与辨病结合

病是人体阴阳平衡失调所表现出来的全过程。证是疾病某一阶段病理实质的本质反映。症状是疾病过程中的临床表现，是诊断疾病的依据，又是辨证的依据。中医通过收集分析临床症状来诊断疾病，通过对临床症状产生的原因、性质及病变的部位、趋势的分析判断来辨证，故中医认识疾病也有既辨病又辨证，中医治疗疾病也同样有既辨病又辨证。

《中医内科学》收载许多疾病，如感冒、泄泻、消渴、黄疸、心悸、不寐等，这些疾病都有其各自的病因病机、病位、病性和传变规律。疾病的辨识，为临床治疗法则的确立提供了依据，如感冒应发汗解表，泄泻应补气健脾止泻，不寐应安神等。若只停留在辨病的基础上，难以提出切实可行的施治方案。如感冒应发汗解表，但中药中没有通治感冒的方药，所以无法进行治疗，必须进一步深入到证候阶段，即进行辨证。中医治疗感冒病，就需要进一步明确其证候究竟属于风寒，还是风热、暑湿等。风寒感冒，要发散风寒，如九味羌活丸等；风热感冒，要疏散风热，如银翘散等；暑湿感冒，要化湿解表，如藿香正气水等。可见，只有辨病与辨证结合起来，才能确立正确的施治方案，选择有效的对证治疗方药，从而达到治愈疾病的目的。

同一疾病可以包括不同的证。证不同，治亦不同，这就是"同病异治"。如感冒，有风寒、风热、暑湿等不同证型，治疗分别采用发散风寒、疏散风热、化湿解暑等不同的方法，因而所用药物各异。不同的疾病在其病情发展演变中，可以出现相同的证，证同治亦同，这就是"异病同治"。如脱肛、子宫下垂、胃下垂是不同的病，其发展过程中均可出现短气、懒言、乏力等中气下陷的临床表现，因此，均可使用补气升阳的补中益气丸来治疗。

临床上，西医诊断的疾病，运用中医药治疗的情况比较普遍。为了取得较好的临床疗效，常采取辨病与辨证相结合的方法。如胆囊炎，属西医疾病，按中医辨证有肝胆湿热、肝郁气滞等不同证型，因而治疗上采用的药物亦应有所区别。肝胆湿热型胆囊炎，宜清利肝胆湿热，可使用清肝利胆口服液；肝郁气滞型的则宜疏肝理气，可选用柴胡疏肝散。

二、配伍应用

每种中成药具有特定的功效，其适应范围有限，而临床疾病的表现往往错综复杂，如表里同病、虚实并见、寒热错杂、脏腑同病等。因此，使用一种中成药难以达到理想的疗效。或由于病证的复杂性，单独使用一种中成药治疗，在起治疗作用的同时，又可能对人体其他方面产生不利的影响。故中成药应用过程中，为了加强疗效，适应复杂的病情需要，避免产生不良反应，应在辨证施治与组方原则的指导下，配伍使用。

（一）中成药之间的配伍

1.增强疗效的配伍 治疗气血不足之心悸失眠、眩晕健忘的病证，可选归脾丸补气健脾、养心安神，人参养荣丸气血双补，这两种中成药配伍可增强补益心脾、益气养血、安神的效果。治疗脾肾阳虚五更泄，选用温中健脾的附子理中丸与温补收涩的四神丸合用，可增强温补脾肾、止泻的疗效。

2.适应复杂病情的配伍 气阴不足证，有气虚、肾阴虚两种证候存在，选用补中益气丸补气，六味地黄丸补阴，则可收气阴双补之效。

3.抑制偏性的配伍 治二便不通、阳实水肿，可选用峻下之药舟车丸，但该药攻逐力猛，易伤正气；因此，可配伍补中益气丸固护脾胃，以达祛邪而不伤正之目的。治妇女瘀血阻滞之癥瘕痞块，可采用化癥回生丹和八珍益母丸或人参养荣丸合用，使消癥而不伤正气。

（二）中成药与药引子的配伍

药引子又叫引药，具有引药入经，直达病所，提高药效，照顾兼证，扶助正气，调和药性，降低毒性，矫臭矫味，便于服用等作用。清代张确《资蒙医经》较全面地总结了引药的作用："酒入药为引者，取其活血行经；姜入药为引者，取其发表注凝；小枣入药为引者，取其消散开胃；大枣入药为引者，取其补血健脾；龙眼入药为引者，取其宁心利水；灯心入药为引者，取其得睡神归；葱白入药为引者，取其发散诸邪勿住；莲实入药为引者，取其清心养胃和脾。"临床上可以根据治疗需要，选择药引制汤（汁）送服中成药。

（三）中成药与汤药的配伍

中成药与汤剂的配伍形式主要有以下三种：一是中成药与汤药同服，即根据病情需要辨证论治，遣药组方，并选用所需的中成药，用煎好的汤药送服选定的成药。一般这类成药多含有贵重药材，汤剂饮片无法供应；或含大量挥发性成分，不能与汤剂同煎；或药味太多，汤剂不易调剂。如安宫牛黄丸、局方至宝丹、紫雪散、行军散、苏合香丸、再造丸等。二是中成药与汤剂交替使用，一般以汤剂为主要治疗手段以解决主要矛盾，交替使用一些中成药，作为辅助治疗手段，或照顾兼证，或扶正固本。三是中成药混入汤剂中包煎同用，有提高药效、照顾兼证、扶正祛邪等多种作用。治疗小儿遗尿常用收涩缩尿汤剂，气虚者可加补中益气丸包煎，肾虚者加金匮肾气丸包煎，以固本缩尿。

（四）中成药与西药的配伍

中成药与西药临床同用的情况目前比较普遍。中西药联合应用的作用是多方面的，既可以协同增效，也可能产生拮抗，降低疗效。故中成药与西药联合使用应有所选择。即选择有利于发挥药物有效性、安全性的中西药配伍，如协同增效、降低毒性和副作用等。避免使用不利于发挥药物有效性、安全性的配伍，如能产生拮抗、增强毒性的中西药配伍。此外，对中成药和西药联合应用的药效尚不明确者，在联合用药时应持审慎态度。

第二节　中成药的用量与用法

中成药剂型多样，主治病证各异，故服用方法、使用剂量各不相同。准确地掌握中成药使用剂量，正确地掌握使用方法，采取合理给药途径，对保证中成药安全有效，具有十分重要的意义。

一、剂量

药物剂量是药物发挥疗效的重要因素。剂量过小，难以产生预期的效果；过大的剂量，可能使药效增强，但可能同时增加使用者的用药风险。因此，为了使中成药既能充分发挥药效，又能对机体的不利影响降到最低，应当恰当地选择剂量。

（一）按规定用量服用

中成药一般都标明服用剂量，医生或患者自购药均应按规定量用药。对含有毒性成分的中成药更应严格掌握用量。由于病情有轻重，病势有缓急，病程有长短，体质有强弱，医生可根据临床治疗需要酌情增减用量。一般情况下，老年人用量宜小于成人，妇女用量一般可稍低于男性。小儿使用非儿童用中成药，剂量要适当减少，一般 3 岁以内可服 1/4 的成人量，3～5 岁可服 1/3 的成人量，5～10 岁可服 1/2 的成人量，10 岁以上与成人量相差不大即可。

（二）注意服用总量

有些中成药含有毒成分如砷、汞、铅，或含有斑蝥、蟾酥、马钱子、乌头等有毒药物，或含有峻烈攻逐之品。对于这些中成药，在严格按剂量使用的同时，还应注意中病即止，不可长期、持续使用，以防耗伤正气，或蓄积中毒。

二、用法

中成药的用法主要有内服法、外用法、注射法等多种形式。

（一）内服法

中成药内服剂占绝大多数，但由于剂型、主治的不同，内服方法各异。露剂、合剂、乳剂、酒剂、酊剂、糖浆剂、口服液等液体制剂，均可采用直接服用的方法。丸剂、散剂、胶囊剂、片剂等固体制剂，可采用温开水送服的方法。茶剂、饮剂均须用沸水泡汁，频服代茶饮。颗粒剂可用热开水冲开后服用或温开水送服。膏滋剂可直接服用或用温开水稀释后服用。有些丸剂、散剂、片剂等还可以用药汁如盐水、醋、黄酒、白酒、蜜水、竹沥水、姜汁等送服。有些茶剂如午时茶等还需用水煎煮去渣取汁服用。儿童用药，可用乳汁或糖水喂服，这样既可矫味又不致呛喉，此法也可用于吞咽困难者。丸剂也可掰开加水研成稀糊状服用，与调服法相似，但习惯称研服法。口腔局部发挥治疗作用的部分中成药，采用含化法，如冬凌草含片、六神丸。胶剂，如龟鹿二仙胶等服用时，可加黄酒或糖水隔水加热使溶化后（烊化）服。气雾剂、烟剂通过吸入烟雾起治疗作用。对于神昏口噤或口腔疾患不能服者，将稀释的药物通过鼻饲注入胃中，如鼻饲安宫牛黄丸、紫雪丹、至宝丹等。

（二）外用法

外用散剂多采用撒敷法，即将药粉直接均匀地撒布患处，可用消毒敷料或外贴膏剂固定，如生肌散等。有些外用散剂或锭剂用液体调或研成糊状，敷于患处，如茶水调敷如意金黄散、醋研紫金锭、黄酒或白酒调敷七厘散。外用酊剂、搽剂、外用软膏等多采用直接涂敷于患处的方法，如生肌玉红膏、癣药水、云南白药酊等。有些中成药散剂可装入硬纸筒中，吹到患处，如锡类散吹喉、冰硼散吹敷口腔、红棉散吹耳等。滴眼剂、滴耳剂、滴鼻剂可直接点入用药。黑膏药加热软化贴敷患处，如狗皮膏等。橡胶膏剂等可直接贴于患处，如伤湿止痛膏等。

其他还有洗搽、栓剂纳入、条剂引流、钉剂插入、线剂结扎等多种给药形式。

（三）注射法

中药注射剂的给药方法，有皮下、肌内、静脉、穴位及患处局部注射等不同给药方法。

第三节　中成药的用药禁忌

在使用中成药的过程中，为了保证疗效，避免对机体可能产生的不利影响，应对某些饮食、人的特殊生理阶段及中成药的配伍有所避忌。

一、饮食禁忌

饮食禁忌，也称"忌口"。即在服用某些中成药时应忌食某些食物，以免药物和食物之间产生相互作用，影响疗效或影响药物的安全性。服用含人参的药物如人参养荣丸、人参健脾丸等，不宜吃萝卜；服用含铁离子的药物如脑立清、磁朱丸等，不宜喝茶、吃柿子；服用清热药如牛黄解毒片、黄连上清片等，不宜吃辛辣食物；服用温里祛寒中成药如附子理中丸、艾附暖宫丸等，不宜吃生冷食物。

二、妊娠禁忌

妊娠禁忌是指在妊娠阶段的用药禁忌。有些中成药含有毒或药性峻烈的中药，这些药物有可能对孕妇身体或胎儿造成不利的影响。因此，妊娠妇女应避免使用。根据中成药对孕妇影响的程度不同，分为忌用和慎用二类。忌用类有控涎丹、玉真散、木瓜丸、小金丸、九气拈痛丸、七厘散、三七伤药片、开胸顺气丸、紫雪丹、大活络丸、再造丸等。凡属忌用类中成药，原则上不能使用。慎用类有清胃黄连丸、黄连上清丸、清宁丸、礞石滚痰丸等。属慎用类的中成药，以不用为宜；在确实需要的情况下可以酌情使用。

三、配伍禁忌

配伍禁忌是指某些中成药由于配伍应用能产生毒性或使药物的疗效降低，因而不能在一起使用。中药合用有"十八反""十九畏"等配伍禁忌。中成药是由单味或多种药物构成的有机整体，在需要联合用药的情况下，不论是中成药与中成药、中成药与药引子还是中成药与汤药的配伍，均应该避免"十八反"和"十九畏"配伍禁忌的情况出现。

近年来，中西药联合应用的情况越来越普遍。中成药与西药合用出现疗效降低或毒副作用的情况也时有报道。如乌梅丸与碳酸氢钠同时服用，因酸碱中和而降低药物疗效；六神丸与含碘的华素片同服，因朱砂中的二价汞能与碘结合，形成碘化汞类有毒汞盐沉淀，可导致药物性肠炎。因此，对已知合用可以引起疗效降低、毒性增强的中西药物，不能配伍使用。对于合用情况不明者，不应轻率联合使用。

第四节　中成药的不良反应及防治

临床和实验研究表明，不少中成药在使用过程中会对机体产生一定的不良反应。近年来，中成药中毒病例报道的文献较多，甚至还有中成药引起死亡的病例报告。因此，我们必须对中成药不良反应有所警惕和认识，防止毒副作用的发生。

一、不良反应的概念及类型

WHO 关于不良反应的定义是：为了预防，诊断或治疗人的疾病，改善人的生理功能而给以正常剂量的药品所出现的任何有害且非预期的反应。我国《药品不良反应报告和监测管理办法》界定为：药品不良反应是指合格药品在正常用法用量下出现的与用药目的无关的有害反应。因此，认定药物不良反应，应该满足下列条件：①必须是合格药品；②必须在正常用法用量下出现；③必须与用药目的无关的或意外的反应；④必须是有害的反应。

不良反应的表现主要有副作用、毒性作用、过敏反应，还包括药物依赖性、致畸、致癌、致突变及特异性反应等。

1. 副作用（副反应）　药品按正常用法用量使用时所出现的与药品的药理学活性相关但与用药目的无关的作用。一般都较轻微，多为一过性、可逆性功能变化，伴随治疗作用同时出现。器官选择作用低即作用广泛的药物副作用可能会多。

2. 毒性作用　由于患者的个体差异、病理状态或合用其他药物引起敏感性增加，在治疗量时造成某种功能或器质性损害。一般是药理作用的增强。过度作用在定义上与毒性作用相符，指使用推荐剂量时出现过强的药理作用。

3. 过敏反应（变态反应）　药物或药物在体内的代谢产物作为抗原刺激机体而发生的不正常的免疫反应。这种反应的发生与药物剂量无关或关系甚少，治疗量或极少量都可发生。临床主要表现为皮疹、血管神经性水肿、过敏性休克、血清病综合征、哮喘等。

4. 特异质反应（特异反应性）　因先天性遗传异常，少数患者用药后发生与药物本身药理作用无关的有害反应。该反应和遗传有关，与药理作用无关。大多是由于机体缺乏某种酶，药物在体内代谢受阻所致反应。

二、引起中成药不良反应发生的原因

引起中成药不良反应的原因主要有以下几方面：

（一）用药不当

中成药的使用应遵循"辨证施治"的基本原则。如果医生辨证不准，如表里不分、阴阳不辨、寒热不清、虚实不明，所用之药肯定有害。即使辨证准确，如果选药不当，同样可致不良反应。如血虚患者，兼有便溏，使用含有大剂量当归、熟地黄的中成药，则可加重便溏症状。此外，患者缺乏常识而自购药服用或药不对证，随意服用，往往易导致不良反应发生。

（二）疗程不当

中成药均有偏性，用药时间过长，有可能矫枉过正，产生不良反应；或因长期服用含有毒性成分的中成药引起蓄积中毒，导致不良反应的发生。如含有雄黄、朱砂、马钱子、雷公藤的中成药长期服用，可能损害肝功能或蓄积中毒。因此，需要长期服用中成药者，应当在医生指导下，注意观察病情，采取合理用药疗程。

（三）配伍不当

中成药之间、中成药与药引子、中成药与汤药、中成药与西药配伍应用不合理，以及含有"十八反""十九畏"属于配伍禁忌的药物，均有可能导致不良反应的发生。

（四）个体差异

不同个体，不同状态下对药物的反应不同，耐受性差者容易表现出不良反应。如儿童、老年人及妊娠期妇女较易发生不良反应；特别是过敏体质者，发生不良反应的概率更大。

三、中成药不良反应的常见临床表现

中成药中因其所含成分不同，所引起的不良反应各异，临床表现也不一样。

（一）皮肤症状

中成药引起的不良反应可表现为各种皮肤症状，如荨麻疹、药疹、接触性皮炎、光敏性皮炎、色素沉着、痤疮样皮疹等。据报道，牛黄解毒片、板蓝根注射液可引起荨麻疹样皮疹，六神丸可引起湿疹性皮炎样药疹，鹿茸糖可引起剥脱性皮炎样药疹，脑立清可引起过敏性药疹，防风通圣丸可引起光敏皮炎样药疹等。

（二）全身症状

1. 神经系统的毒性反应　肢体或全身麻木，眩晕头痛，瞳孔缩小或扩大，对光反射迟钝或消失，严重者可烦躁不安、牙关紧闭、抽搐、惊厥、语言不清或障碍、嗜睡、意识模糊、昏迷等。引发中毒的多为含强心苷、皂苷、生物碱（雷公藤碱、莨菪碱）等成分的中成药。

2. 循环系统的毒性反应　心悸、胸闷、发绀、面色苍白、四肢厥冷、心律不齐、心率过快或过慢、心电图改变、心音低钝、血压下降或升高。引发中毒的多为含强心苷（洋金花、万年青、夹竹桃）、皂苷、乌头生物碱、山豆根生物碱、蝙蝠葛碱、黄酮、蟾酥类等成分的中成药。

3. 呼吸系统的毒副反应　呼吸急促、咳嗽咯血、哮喘、呼吸困难、发绀、急性肺水肿、呼吸肌麻痹或呼吸衰竭等。引发中毒的多为含生物碱、氰苷、硫化砷等成分的中成药。

4. 消化系统的毒副反应　口干口苦、恶心呕吐、食欲不振、嗳气流涎、腹胀腹痛、腹泻、便秘、黑便、黄疸、肝区疼痛、肝大、肝功能损害、中毒性肝炎，甚至死亡。引发中毒的多为含生物碱、益母草碱、强心苷、斑蝥素等成分的中成药。

5. 泌尿系统的毒副反应　尿量减少，甚至尿闭，或尿频量多，排尿困难或尿道灼痛，以及腰痛、肾区叩击痛、浮肿、尿毒症、急性肾功能衰竭等；实验室检查可见尿中红细胞、尿蛋白、管型、氮质血症或有代谢性酸中毒等。引发中毒的多为含生物碱、苷类、黄酮等成分的中成药。

6. 血液系统的毒副反应　白细胞减少、粒细胞缺乏、弥漫性血管内凝血、过敏性紫癜、再生障碍性贫血，甚至死亡。引发中毒的多为含强心苷、黄酮苷、斑蝥素等成分的中成药。

7. 其他毒性反应　眼、耳等五官功能障碍，如视力下降甚至失明、复视，耳聋、耳鸣，以及脱发、咽痛等。

四、中成药不良反应的防治

（一）避免盲目滥用药物

药物是治疗疾病的工具，是为防治疾病服务的，每种药物都有一定的适应范围，故有目的、合理地使用药物，是保证药物安全有效的前提。若盲目滥用，即使是安全系数较大的中成药也可能对机体产生危害，导致不良反应的发生。若是含有毒性成分或剧毒药材的中成药，则可能给机体和生命带来更大危害。故中成药的使用应在辨证施治的原则指导下，有针对性地合理使用。

（二）了解患者是否有药物过敏史

处方用药前，要询问患者既往有无对药物过敏的病史。对有药物过敏史的患者，要避免使用曾产生过敏反应的药物和易引起过敏反应的药物。

（三）合理配伍

治疗需要中成药与中成药、中成药与西药的联合应用时，应当选择可以增强疗效、减轻毒副作用、扩大治疗范围的配伍。对于配伍应用情况不明确，尤其是注射给药的中西药混用，应尽量避免。

（四）注意用药反应的观察与监测

为了用药安全，医患双方都应对使用中成药出现的异常现象给予足够的重视，及时发现药物不良反应，及时防治，避免不良反应后果的扩大和加重。

（五）中成药中毒的救治原则

一般过敏反应，临床症状较轻者，停药或经抗过敏反应对症处理，症状可逐渐消失。中毒反应一旦确诊后，必须迅速采用中西医结合方法进行抢救。

1. 排出毒物　采用催吐、洗胃、导泻、灌肠等方法，使毒物排出。

2. 阻滞毒物的吸收　有些中药和食物能够吸附毒物或使某些毒物产生沉淀反应或形成不溶性物质，使之不易吸收从而减轻其毒性反应。如赤石脂，可吸附消化道内如斑蝥、巴豆、砒石、雄黄等有毒物质，还可阻止肠道对其毒素吸收的作用；浓茶、五倍子可使重金属盐类（如水银、朱砂）及马钱子碱等形成不溶性沉淀物；鸡蛋清、牛奶等能与重金属和生物碱之类毒物如铅丹、轻粉、钩吻、天南星等，形成不溶性物质，使之不易吸收；活性炭等，可以吸附肠道有毒物质。

3. 解毒药物　中药可选用甘草、绿豆、甜桔梗等单味或复方煎汤。西药葡萄糖口服、静注或静滴液可增强解毒功能，加速毒素的排泄。并可根据不同的中毒中药，选择特异性解毒药。如砷类中毒，特效解毒药是二巯基丁二酸钠、二巯基丙醇。

4. 对症处理　抗休克、镇静、复苏、止呕、止泻等治疗。

5. 外用药中毒救治原则　除遵循上述救治原则外，还应及时清除局部的毒物；对吸入性中毒应及时脱离现场，保暖，清除呼吸道分泌物，必要时给氧或做紧急气管切开。对眼内溅入毒物要立即用清水清洗，并使用抗生素眼药水或膏。经口腔黏膜中毒者，用清水漱口或食醋含漱。对经肛门、阴道黏膜中毒者，亦应采取灌肠、冲洗阴道等措施救治。

下篇 各论

第五章 解表中成药

学习目的 学习 8 种解表中成药的组成、功用、主治、方解及临床应用。

学习要点

1. 掌握：九味羌活丸、小青龙颗粒、银翘散、银翘解毒片、参苏丸的组成、功用、主治、方解及临床应用。

2. 熟悉：桑菊感冒片、双黄连口服液的组成、功用、主治及临床应用。

3. 了解：败毒散功用、主治及临床应用。

凡以解表药为主组成，具有发散表邪、解肌透疹等作用，主治表证的中成药，称为解表中成药。

表证为因外感六淫之邪，侵袭人体肌表、肺卫所致。临床表现为恶寒发热、头身疼痛、无汗或有汗、鼻塞、流涕、咳嗽、苔薄白、脉浮等症状。表证有寒、热之分，体质有虚、实之别，邪有内、外兼夹。因此，解表中成药分为辛温解表、辛凉解表、扶正解表三类。

现代研究表明，解表中成药具有发汗、解热、解肌、镇痛、抑菌、抗病毒、抗炎、抗过敏、止咳、平喘、祛痰等作用，部分解表中成药还具有镇痛、镇静、解痉、抗惊厥、利尿等作用。

应用解表中成药应注意：若表邪未尽，而又见里证者，一般应先解表，后治里；若表里并重者，治宜表里双解。若表邪已经入里者，则不可再用解表中成药。服药后应注意保暖，以取遍身微汗出为佳；忌汗出过多，反伤正气。服药期间，忌食生冷、油腻之品，以免影响药物吸收和药效发挥。

第一节　辛温解表类

辛温解表中成药，具有发散风寒之功。适用于恶寒发热，头项强痛，肢体酸痛，鼻流清涕，口不渴，无汗，苔薄白，脉浮紧等外感风寒表证。常以辛温解表药如麻黄、羌活、荆芥、防风、苏叶、生姜等为主组成。其代表成药有九味羌活颗粒、小青龙颗粒等。

九味羌活丸

（《中国药典》2020 年版一部）

【处方】羌活 150g　防风 150g　苍术 150g　细辛 50g　川芎 100g　白芷 100g　黄芩 100g　甘草 100g　地黄 100g

【制法】以上 9 味，粉碎成细粉，过筛，混匀，用水泛丸，干燥，即得。

【性状】本品为棕褐色水丸；气香，味辛、微苦。

【功用】疏风解表，散寒除湿。

【主治】外感风寒湿邪，内有蕴热证。症见恶寒发热，无汗，头痛且重，肢体酸痛，口苦微渴；舌苔白腻或微黄腻，脉浮。

【方解】本药治证乃因外感风寒湿邪，兼内有蕴热所致。治宜发汗祛湿，兼清里热。方中羌活苦辛温，解表散寒，祛湿止痛，为治疗太阳经风寒湿邪的要药，故为君药。防风辛甘微温，为风药中之润剂，长于祛风胜湿，散寒止痛；苍术辛苦温燥，发汗祛湿，为祛太阴寒湿的主要药物。二药合用，助君药祛风散寒，除湿止痛，为臣药。细辛、川芎、白芷祛风散寒，宣痹止痛；三药合用，协助君臣药解表散寒，祛湿止痛。黄芩、生地黄清泄里热，生地黄并可防辛温燥烈之品伤阴之弊，共为佐药。甘草调和诸药，为使药。全方配伍，则风寒解，湿除热清，诸症自愈。

【临床应用】

1. 辨证要点　本药为治疗外感风寒湿邪，兼内有蕴热证的常用中成药。临床应用以恶寒发热，头痛无汗，肢体酸楚疼痛，口苦微渴为辨证要点。

2. 配伍应用　伴发热者，配伍柴胡口服液。

3. 现代应用　感冒、风湿性关节炎、急性荨麻疹、偏头痛、坐骨神经痛、肌纤维组织炎、颜面神经麻痹、落枕、腰肌劳损等证属外感风寒湿邪，兼内有蕴热者。

4. 应用注意　本药为辛温燥烈之剂，故风热表证、湿热证、里热亢盛及阴虚气弱者不宜使用。

【药理研究】现代药理研究表明，本药主要有解热、镇痛、抗炎、抗菌、抗内毒素、抗病毒、免疫调节、镇静等作用。

【用法与用量】姜葱汤或温开水送服。1 次 6 ～ 9g，1 日 2 ～ 3 次。

【其他剂型】本药还有口服液、颗粒剂、片剂、软胶囊、冲剂、喷雾剂。

小青龙颗粒

（《中国药典》2020 年版一部）

【处方】 麻黄 154g　桂枝 154g　白芍 154g　干姜 154g　细辛 77g　炙甘草 154g　法半夏 231g　五味子 154g

【制法】 以上 8 味，细辛、桂枝提取挥发油，蒸馏后的水溶液另器收集；药渣与白芍、麻黄、五味子、炙甘草加水煎煮两次，第 1 次 2 小时，第 2 次 1.5 小时，合并煎液，滤过、滤液与蒸馏后的水溶液合并，浓缩至约 1000mL；法半夏、干姜粉碎成粗粉，用 70% 乙醇作溶剂，浸渍 24 小时后进行渗漉，收集渗漉液，回收乙醇，与上述药液合并，静置，滤过，滤液浓缩至适量，喷雾干燥，加乳糖适量，混匀，喷加细辛和桂枝的挥发油，混匀，制成颗粒 461.5g；或滤液浓缩至适量，加入蔗糖粉适量，混匀，制成颗粒，干燥，喷加细辛和桂枝的挥发油，混匀，制成 1000g，即得。

【性状】 本品为浅棕色至棕色的颗粒，或为棕色至棕褐色的颗粒（无蔗糖）；气微香，味甜、微辛。

【功用】 解表散寒，化饮止咳。

【主治】 外寒内饮证。症见恶寒发热，无汗，咳喘，痰稀量多色白；舌淡，苔白滑，脉浮。

【方解】 本药治证乃因素有水饮，外感风寒所致。治宜解表散寒，化饮止咳。方中麻黄、桂枝相须为君，发表散寒，通宣肺气；且麻黄宣肺平喘，桂枝温阳化饮。干姜、细辛温肺化饮，兼助麻、桂解表，为臣药。五味子敛肺止咳，芍药敛阴和营，二者与辛散之君药相伍，散收并用，既增止咳平喘之功，又防其辛散太过；半夏燥湿化痰以祛饮，降逆和胃以止呕，共为佐药。炙甘草益气和中，调和诸药，为佐使之用。全方配伍，宣中有降，开中有合，使风寒解，水饮除，肺气复舒，宣降有权，则诸症自解。

【临床应用】

1. 辨证要点　本药为治疗外感风寒，寒饮内停之喘咳的常用成药。临床应用以恶寒发热，咳喘，痰多而稀，舌淡苔白滑，脉浮为辨证要点。

2. 配伍应用　脾虚素有痰饮者，配伍补中益气丸或四君子丸。

3. 现代应用　感冒、支气管炎、支气管哮喘、肺炎、胸膜炎、水肿、老年遗尿、百日咳、肺心病、过敏性鼻炎等证属外寒内饮证者。

4. 应用注意　阴虚干咳无痰或痰热咳嗽者禁用，风热咳喘及正气不足之虚喘亦不宜使用，高血压、心脏病患者慎服。服药期间，忌烟酒及辛辣、生冷、油腻食物；本品不宜长期或反复服用。

【药理研究】 现代药理研究表明，本药主要有平喘镇咳、抗炎、抗过敏、扩张外周血管、升高皮肤温度、改善肾上腺皮质功能及肺功能等作用。

【用法与用量】 开水冲服，1 次 6g（无蔗糖）或 13g，1 日 3 次。

【其他剂型】 本药还有合剂、胶囊、口服液。

第二节 辛凉解表类

辛凉解表中成药，具有疏散风热之功。适用于发热，微恶风寒，头痛，口渴咽干，咳嗽，舌淡红苔薄黄，脉浮数等外感风热表证。处方常以辛凉解表药与清热解毒药如金银花、连翘、薄荷、柴胡、桑叶、菊花、牛蒡子、板蓝根、黄芩等为主组成。常用的辛凉解表中成药有银翘散、银翘解毒片、桑菊感冒片等。

银翘散
（《中国药典》2020 年版一部）

【**处方**】金银花 100g　连翘 100g　桔梗 60g　薄荷 60g　淡豆豉 50g　淡竹叶 40g　牛蒡子 60g　荆芥 40g　芦根 100g　甘草 40g

【**制法**】以上 10 味，粉碎成细粉，过筛，混匀，即得。

【**性状**】本品为棕黄色的粉末；气特异，味微甘而凉。

【**功用**】辛凉透表，清热解毒。

【**主治**】外感风寒，发热头痛，口干咳嗽，咽喉疼痛，小便短赤。

【**方解**】方中用金银花、连翘为君，二药气味芳香，既能疏散风热，清热解毒，又可辟秽化浊，在透散卫分表邪的同时，兼顾温热病邪易蕴而成毒及多夹秽浊之气的特点。薄荷、牛蒡子味辛而性凉，功善疏散上焦风热，兼可清利头目，解毒利咽；荆芥穗、淡豆豉辛而微温，解表散邪，协君药开皮毛以助祛邪，俱为臣药。芦根、竹叶清热生津；桔梗合牛蒡子宣肃肺气而止咳利咽，同为佐药。生甘草合桔梗利咽止痛，兼可调和药性，是为佐使。是方所用药物均系轻清之品，加之用法强调"香气大出，即取服，勿过煮"，体现了吴氏"治上焦如羽，非轻不举"（《温病条辨》）的用药原则。

【**临床应用**】

1. **辨证要点**　《温病条辨》称本方为"辛凉平剂"，是治疗风温初起的常用方。以发热，微恶寒，咽痛，口渴，脉浮数为辩证要点。

2. **配伍应用**　发热明显者，配伍柴胡口服液；咽喉肿痛明显者，配伍板蓝根冲剂。

3. **现代应用**　本方广泛应用于治疗急性发热性疾病的初起阶段，如感冒、流行性感冒、急性扁桃体炎、上呼吸道感染、肺炎、麻疹、流行性脑脊髓膜炎、乙型脑炎、流行性腮腺炎等，辩证属温病初起，邪郁肺卫者；皮肤病如湿疹、荨麻疹、疮痈疖肿。

4. **应用注意**　凡外感风寒及湿热病初起者禁用。

【**药理研究**】本品有发汗、解热、抗菌、抗病毒、抗炎、镇痛、抗过敏和增强免疫功能等作用。

【**用法与用量**】温开水吞服或开水泡服。1 次 1 袋，1 日 2～3 次。

银翘解毒片

（《中国药典》2020年版一部）

【处方】金银花200g 连翘200g 薄荷120g 荆芥80g 淡豆豉100g 牛蒡子120g（炒） 桔梗120g 淡竹叶80g 甘草100g

【制法】以上9味，金银花、桔梗分别粉碎成细粉，过筛；薄荷、荆芥提取挥发油，收集蒸馏后的水溶液另器收集；药渣与连翘、牛蒡子（炒）、淡竹叶、甘草水煎煮两次，每次2小时，滤过，合并滤液；淡豆豉加水煮沸，于80℃温浸两次，每次2小时，合并浸出液，滤过。合并以上各药液，浓缩成稠膏，加入金银花、桔梗细粉及淀粉或滑石粉适量，混匀，制成颗粒，干燥，放冷，加入硬脂酸镁，喷加薄荷、荆芥挥发油，混匀，压制成1000片，或包薄膜衣，即得。

【性状】本品为浅棕色至棕褐色的片或薄膜衣片，除去包衣后显浅棕色或棕褐色；气芳香，味苦、辛。

【功用】辛凉透表，清热解毒。

【主治】外感风热表证。症见发热，微恶风，头痛，咳嗽，口干渴，咽喉疼痛；舌红，苔薄黄，脉浮数。

【方解】本药治证因外感风热所致。治宜辛凉透表，清热解毒。方中金银花辛凉透邪，清热解毒；连翘质轻上浮，清热解毒，相须为君。薄荷、牛蒡子疏散风热，清利头目，解毒利咽；荆芥、淡豆豉辛散表邪，透邪外出，共为臣药。桔梗宣肺利咽，止咳化痰；淡竹叶清心除烦，生津止渴，共为佐药。炙甘草调和诸药，护胃和中，为使药。诸药合用，疏清兼顾，以疏为主之剂。

【临床应用】

1. **辨证要点** 本药是治疗外感风热表证的常用成药。临床应用以发热，微恶寒，咽痛，口渴，苔薄黄，脉浮数为辨证要点。

2. **配伍应用** 发热明显者，配伍柴胡口服液；咽喉肿痛明显者，配伍板蓝根冲剂。

3. **现代应用** 感冒、流行性感冒、急性扁桃体炎、急性支气管炎、上呼吸道感染、咽炎、肺炎、麻疹、流行性脑膜炎、乙型脑炎、腮腺炎等，证属外感风热者。

4. **应用注意** 外感风寒及湿热病不宜使用，孕妇慎用。服药期间饮食宜清淡，忌烟酒及辛辣、生冷、油腻食物；不宜与滋补性药物同时使用。

5. **不良反应** 偶有心慌、胸闷、憋气、呼吸困难、大汗淋漓、面色苍白、眼前发黑、恶心呕吐等。

【药理研究】现代药理研究表明，本品有发汗、解热、抗菌、抗病毒、抗炎、镇痛、抗过敏和增强免疫功能等作用。

【用法与用量】口服。1次4片，1日2～3次。

【其他剂型】本药还有丸剂、浓缩丸、软胶囊、颗粒剂、胶囊剂、合剂、口服液。

桑菊感冒片

（《中国药典》2020 年版一部）

【处方】桑叶 465g　菊花 185g　连翘 280g　薄荷素油 1mL　苦杏仁 370g　桔梗 370g　甘草 150g　芦根 370g

【制法】以上 8 味，除薄荷素油外，桔梗粉碎成细粉；连翘提取挥发油；药渣与其余桑叶等 5 味加水煎煮两次（苦杏仁压榨去油后，在水沸时加入），每次两小时，合并煎液，滤过，滤液浓缩成稠膏，加入桔梗细粉及适量辅料，混匀，制成颗粒，干燥，放冷，喷加薄荷素油和连翘挥发油，混匀，压制成 1000 片，或包糖衣或薄膜衣，即得。

【性状】本品为浅棕色至棕褐色的片；或为糖衣片或薄膜衣片，除去包衣后显浅棕色至棕褐色；气微香，味微苦。

【功用】疏风清热，宣肺止咳。

【主治】风热感冒初起，头痛，咳嗽，口干，咽痛；舌质红，苔薄，脉浮数。

【方解】方中重用桑叶疏散上焦风热，清肺络而止咳，为君药。菊花疏散风热，清利头目而肃肺，桔梗、杏仁宣降肺气而止咳，共为臣药。薄荷疏散风热，连翘清热解毒，芦根清热生津止渴，共为佐药。使以甘草调和诸药，与桔梗相配又能利咽。全方配伍，共奏疏风清热、宣肺止咳之功。

【临床应用】

1. 辨证要点　以咳嗽，咽喉疼痛，舌质红，脉浮数为辨证要点。

2. 配伍应用　咳嗽痰多者，配伍橘红丸；咳嗽吐黄痰者，配伍鲜竹沥。

3. 现代应用　用于上呼吸道感染、急性支气管炎。

4. 应用注意　服药期间忌腥荤油腻及生冷酸性食物，风寒感冒忌用。

【药理作用】本品主要有解热、发汗、抗炎、抑菌、抗病毒、镇咳、抑制肠蠕动亢进等作用。

【用法与用量】口服。1 次 4～8 片，1 日 2～3 次。

【其他剂型】本品还有丸剂、颗粒剂、糖浆剂、合剂等剂型。

双黄连口服液

（《中国药典》2020 年版一部）

【处方】金银花 375g　黄芩 375g　连翘 750g

【制法】以上 3 味，黄芩加水煎煮 3 次，第 1 次 2 小时，第 2、3 次各 1 小时，合并煎液，滤过，滤液浓缩并在 80℃时加入 2mol/L 盐酸溶液适量调节 pH 值至 1.0～2.0，保温 1 小时，静置 12 小时，滤过，沉淀加 6～8 倍量水，用 40% 氢氧化钠溶液调节 pH 值至 7.0，再加等量乙醇，搅拌使溶解，滤过，滤液用 2mol/L 盐酸溶液适量调节 pH 值至 2.0，60℃保温 30 分钟，静置 12 小时，滤过，沉淀用乙醇洗至 pH 值为 7.0，回收乙醇备用；金银花、连翘加水温浸 30 分钟后，煎煮 2 次，每次 1.5 小时，合并煎液，滤过、浓缩至相对密度 1.20 ～ 1.25（70 ～ 80℃）的清膏，冷至 40℃时缓慢加入乙醇，使含醇量达 75%，充分搅拌，静置 12 小时，滤取上清液，残渣加 75% 乙醇适量，搅匀，静置 12 小时，滤过，合并乙醇液，回收乙醇至无醇味，加入上述黄芩提取物，并加水适量，以 40% 氢氧化钠溶液调节 pH 值至 7.0，搅匀，冷藏（4 ～ 8℃）72 小时，滤过，滤液加入蔗糖 300g，搅拌使溶解，或再加入香精适量，调节 pH 值至 7.0，加水制成 1000mL，搅匀，静置 12 小时，滤过，灌装，灭菌，即得。

【**性状**】本品为棕红色的澄清液体；味甜，微苦。

【**功用**】疏风解表，清热解毒。

【**主治**】外感风热证。症见发热，咳嗽，咽喉肿痛；舌红苔黄，脉浮数。

【**方解**】本药治证乃外感风热所致。治宜疏风解表，清热解毒。方中以金银花芳香透散，辛凉解表，清热解毒，为君药。连翘疏散风热，清热解毒，为臣药。黄芩苦寒，长于清泄肺热，并能泻火解毒，清热燥湿。诸药合用，药少而力专，共奏疏风解表、清热解毒之功。

【**临床应用**】

1. 辨证要点 本药为治疗外感风热证的常用成药。临床应用以发热，咳嗽，咽痛，舌红苔黄，脉数为辨证要点。

2. 现代应用 流行性感冒、上呼吸道感染、肺炎、扁桃体炎、咽炎、口腔炎、烧烫伤感染等，证属外感风热者。

3. 应用注意 风寒感冒者忌用。服药期间忌服滋补中药；饮食宜清淡，忌食辛辣食物。

4. 不良反应 有文献报道，服用本品后可出现全身皮肤瘙痒、皮疹。

【**药理研究**】现代药理研究表明，本药主要有解热、抗炎、抑菌、抗病毒等作用，对感染伤寒、副伤寒、大肠杆菌引起的发热有显著解热作用。体外试验证明，本药对甲型链球菌、乙型链球菌、大肠杆菌、铜绿假单胞菌、肺炎双球菌、金黄色葡萄球菌、白色葡萄球菌、变形杆菌、脑膜炎双球菌，以及流感病毒、呼吸道合胞病毒、流行性腮腺炎病毒、单纯疱疹病毒等有显著的抑制作用。

【**用法与用量**】口服。1 次 20mL，1 日 3 次；小儿酌减，或遵医嘱。

【**其他剂型**】本药还有胶囊、颗粒剂、片剂、栓剂等剂型。

第三节 扶正解表类

扶正解表中成药，具有补气解表之功。适用于恶寒，发热，头痛，鼻塞，咳嗽痰多，乏力，气短，舌苔薄，脉浮或弱等气虚外感证。处方常以解表药与补气药配伍而成，如紫苏、葛根、防风、人参、党参、茯苓、黄芪等为主组成。常用的扶正解表中成药有参苏丸、败毒散等。

参苏丸

(《中国药典》2020 年版一部)

【处方】紫苏叶 75g　葛根 75g　前胡 75g　半夏（制）75g　桔梗 50g　陈皮 50g　枳壳 50g（炒）　党参 75g　茯苓 75g　木香 50g　甘草 50g

【制法】以上 11 味，粉碎成细粉，过筛，混匀。另取生姜 30g，大枣 30g，分次加水煎煮，滤过；取上述粉末，用煎液泛丸，干燥，即得。

【性状】本品为棕褐色水丸；气微，味微苦。

【功用】益气解表，疏风散寒，祛痰止咳。

【主治】素体气虚，外感风寒，痰湿内停证。症见恶寒发热，头痛鼻塞，咳嗽痰多，胸脘满闷，乏力气短；苔白脉弱。

【方解】本药治证乃因素体气虚，外感风寒，痰湿内停所致。治宜益气解表，理气化痰。方中紫苏叶发散邪，理气宽中，为君药。党参益气健脾，扶正祛邪；葛根发散风寒，解肌透表，共为臣药。前胡、半夏、桔梗止咳化痰，宣肺降气；陈皮、枳壳、木香理气醒脾，燥湿化痰；茯苓健脾补中，渗湿祛痰，共为佐药。甘草补气安中，调和诸药，为使药。全方配伍，共奏益气解表、疏风散寒、祛痰止咳之功。

【临床应用】

1. **辨证要点**　本药为治疗气虚外感风寒，内有痰湿证的常用成药。临床应用以恶寒发热，无汗头痛，咳痰色白，胸脘满闷，倦怠乏力，苔白脉弱为辨证要点。

2. **配伍应用**　发热者，配伍柴胡口服液；咽喉肿痛明显者，配伍板蓝根冲剂。

3. **现代应用**　感冒、上呼吸道感染、慢性支气管炎、肺气肿、支气管哮喘等，证属气虚外感风寒兼有痰湿者。

4. **应用注意**　风热外感及阴虚外感者慎用。服药期间忌服滋补性中药，忌烟酒及辛辣、生冷、油腻食物。

【药理研究】现代药理研究表明，本药主要有解热、抗炎、镇痛、镇咳、祛痰、抗病毒和免疫调节等作用。

【用法与用量】口服。1 次 6～9g，1 日 2～3 次。

【其他剂型】本药还有胶囊剂、片剂。

败毒散

(《中国药典》2020 年版一部)

【处方】党参 100g　茯苓 100g　枳壳 100g　甘草 50g　川芎 100g　羌活 100g　独活 100g　柴胡 100g　前胡 100g　桔梗 100g

【制法】以上 10 味，粉碎成粗粉，过筛，混匀，即得。

【性状】本品为棕黄色至棕褐色的粉末；气香，味苦、微甘。

【功用】发汗解表，散风祛湿。

【主治】外感热病，恶寒壮热，项强头痛，四肢酸痛，噤口痢疾，无汗鼻塞，咳嗽有痰。

【方解】本方原名"人参败毒散"，方中羌活、独活并用，祛风散寒，除湿止痛，通治一身上下之风寒湿邪，共为君药。柴胡发散退热，助君解表；川芎行气活血，助君宣痹止痛，俱为臣药。桔梗宣肺、枳壳降气、前胡化痰、茯苓渗湿，升降相合，宽胸利气，化痰止咳，皆为佐药。又佐人参一味，意在扶助正气以鼓邪外出，并使祛邪不更伤正气，且可防邪复入。如喻昌《寓意草》所论："虚弱之体，必用人参三、五、七分，入表药中少助元气，以为驱邪之主，使邪气得药，一涌而出，全非补养虚弱之意也。"生姜、薄荷为引，以助发散表邪；甘草调和药性，兼以益气和中，共为佐使。诸药相伍，祛风散寒，除湿止痛，宽胸利气，化痰止咳，为内外并调的益气解表之剂。

喻昌又用本方治外邪陷里而成痢疾者，使陷里之邪还从表出，意为表邪疏散，里滞亦除，其痢自愈，此谓"逆流挽舟"法。

【临床应用】

1. **辨证要点**　本方为益气解表之常用方。以恶寒发热，头身重痛，无汗，脉浮重按无力为辨证要点。

2. **配伍应用**　发热者，配伍柴胡口服液；咽喉肿痛明显者，配伍板蓝根冲剂。

3. **现代应用**　本方常用于治疗感冒、流行性感冒、支气管炎、风湿性关节炎、痢疾、过敏性皮炎、湿疹等，证属风寒湿邪兼气虚者。

4. **应用注意**　忌生冷油腻食物。外感风热及阴虚外感者均忌用。

【药理研究】现代药理研究表明，本药主要有解热、抗炎、镇痛等作用。

【用法与用量】另加生姜、薄荷少许炖，取汤服。1次6～9g，1日1～2次。

学习小结

解表中成药主要适用于外感表证，根据功用不同分为辛温解表、辛凉解表和扶正解表三类。

辛温解表中成药主要适用于外感风寒表证。其中九味羌活颗粒长于发汗祛湿、兼清里热；适用于外感风寒湿，兼有里热证者。小青龙颗粒长于解表散寒、化饮止咳；适用于表寒内饮者。

辛凉解表中成药适用于外感风热或风温初起的表证。其中银翘散、银翘解毒片长于辛凉透表、清热解毒；适用于外感风热表证。桑菊感冒片长于疏风清热、宣肺止咳；用于风热感冒初起，头痛、咳嗽等。

扶正解表中成药适用于正虚而感受外邪者。参苏丸功具益气解表，且长于理肺化痰；适用于素体气虚，外感风寒，痰湿内停证。败毒散长于发汗解表、散风祛湿；用于外感热病，恶寒壮热、项强头痛、四肢酸痛等。

复习思考题

1. 解表中成药的分类依据、分类及主要适用病证是哪些？

2. 九味羌活丸、银翘解毒片、参苏丸的功用、主治病证及其使用注意各是什么？

3. 九味羌活丸、小青龙颗粒临床如何区别使用？

4. 参苏丸和败毒散均为扶正解表药，临床主治病证有何不同？

第六章　泻下中成药

学习目的　学习3种泻下中成药的组成、功用、主治、方解及临床应用。

学习要点

1. 掌握：复方芦荟胶囊、麻仁丸的组成、功用、主治、方解及临床应用。

2. 熟悉：当归龙荟丸的功用、主治、临床应用。

凡以泻下药为主组成，具有通导大便、荡涤实热等作用，主治里实证的中成药，称为泻下中成药。

里实证多因邪热与积滞相结于肠胃之中所致。临床常见大便不通、腹痛拒按、胸腹胀满、舌苔黄燥、脉象沉实等症状。里实证有因热而结者，有因燥而结者等，故泻下中成药主要分为寒下药、润下药。

现代研究表明，泻下中成药具有泻下、利尿、利胆、抗感染等作用。

应用泻下中成药应注意：表邪未解，里实未成者，不宜用泻下剂，宜当先解表。若表证未解而里实已成者，宜先用解表中成药解表，后用泻下中成药攻里，或用表里双解中成药。若兼有瘀血者，宜配合活血化瘀药。下必伤中，泻下剂易耗伤正气，故得效即止，不可用量过大。经期、产后、孕妇、年老体弱及病后气血虚弱者，攻下、逐水之剂均应禁用。服泻下成药后，不宜早进油腻及不易消化食物，以防重伤胃气。

第一节　寒下类

寒下中成药，具有泄热通便之功。适用于大便秘结，腹部满痛，甚或潮热谵语，舌苔焦黄，脉滑实等里热积滞实证。常以寒下药如大黄、芒硝等为主，配伍行气药如槟榔、枳实等组成。代表成药有复方芦荟胶囊、当归龙荟丸等。

复方芦荟胶囊

（《国家食品药品监督管理总局国家药品标准》YBZ00012012–2015）

【处方】芦荟 143g　青黛 143g　琥珀 143g

【制法】上述3味药物，粉碎成细粉，过70目筛，加入0.5%硬脂酸镁，混合均匀，装入胶囊，制成1000粒，即得。

【性状】本品为胶囊剂，内容物为灰绿色或灰褐色粉末；具芦荟特异臭气，味苦。

【功用】清肝泄热，润肠通便，宁心安神。

【主治】心肝胃火炽盛证。症见大便秘结或燥结，腹胀腹痛，烦躁失眠；舌红苔黄，脉弦数。

【方解】本药治证乃因心肝胃火炽盛，扰动心神，肠燥津伤所致。治宜泻肝清心，泄热通便，宁心安神。方中芦荟性味苦寒，归肝、大肠经，既凉肝清泻肝火，又降泄下行，泄大肠燥热而通便，为君药。青黛咸寒清热解毒，以助芦荟清肝泻火；朱砂甘寒，心经之专药，清心火且重镇安神，共为臣药。琥珀甘平入心，以助朱砂安定神志为佐药。全方配伍，共奏泻肝清心、泄热通便、宁心安神之功。

【临床应用】

1. **辨证要点** 本药为治疗心肝胃火炽盛证的常用成药。临床应用以大便秘结，烦躁失眠，舌红苔黄，脉弦数为辨证要点。

2. **配伍应用** 肝火盛者，配伍龙胆泻肝丸；胃火亢盛者，配伍黄连上清丸。

3. **现代应用** 习惯性便秘、肝炎、胆囊炎、胰腺炎、扁桃体炎、牙周炎、牙龈脓肿等，证属心肝胃火炽盛者。

4. **应用注意** 不宜长期服用，孕妇禁用，哺乳期妇女慎用。

【药理研究】现代药理研究表明，本药主要有促进肠运动、通便、镇痛、镇静等作用。

【用法与用量】口服。1次1～2粒，1日1～2次。

【其他剂型】本药还有片剂。

当归龙荟丸

（《中国药典》2020年版一部）

【处方】酒当归100g　龙胆100g（酒炙）　芦荟50g　青黛50g　栀子100g　酒黄芩100g　酒黄连100g　盐黄柏100g　酒大黄50g　木香25g　人工麝香5g

【制法】以上11味，除人工麝香外，其余当归等10味粉碎成细粉，将人工麝香研细，与上述粉末配研，过筛，混匀，用水泛丸，低温干燥，即得。

【性状】本品为黄绿色至深褐色的水丸；气微，味苦。

【功用】泻火通便。

【主治】用于肝胆火旺之心神不宁、头晕目眩、耳鸣耳聋、胁肋疼痛、脘腹胀痛、大便秘结。

【方解】本药治证乃因肝胆实热亢盛，横逆侵犯胃肠所致。方中龙胆苦寒，清泻肝胆实火之力较强，为君药。黄芩可治肝胆等多脏腑的实热病证；黄连亦可用于多脏腑的实热证，并以清泄心、胃实热见长，"实则泻其子"有助于祛除肝胆实热；黄柏苦寒清降，可清泻肝、胆、胃经实火；栀子苦寒清降之性较强，可通泻三焦之火，尤以清泻心、肝、胃实火见长。四药相合为黄连解毒汤，可用于治疗火热充斥三焦，以助君药清降肝胆实热，故共为臣药。青黛苦寒而清肝泻火；大黄、芦荟苦寒，荡涤肠胃实热，泻下而攻积导滞，引导肝胆实火从大便而出，使邪有出路；木香辛苦，行气调中，使气机通顺以利于大便通畅；当归甘温，既可通便，又可补血，以防火热炽盛而伤正气，又可制约君臣药的苦寒之性，以避其耗伤阴血之害；麝香辛香开窍，以防肝胆实火上炎而扰动清窍。此六药共为佐药。全方配伍，泻中有行，兼以补益，共奏泻火通便之功，故善治肝胆火旺所致的心烦不宁，头晕目眩，耳鸣耳聋，胁肋疼痛，脘腹胀痛，大便秘结。

【临床应用】

1. 辨证要点　以头晕目眩、耳鸣耳聋、大便秘结为辨证要点。

2. 现代应用　习惯性便秘，证属胃肠炽热者；原发性高血压，证属肝经火盛者。

3. 应用注意　孕妇禁用。

【药理作用】主要有促进排便、促进肠蠕动、抗肿瘤、驱虫、镇静、镇痛、抗菌、致泻等作用。

【用法与用量】口服，水蜜丸 1 次 6g，1 日 2 次。

【其他剂型】无。

第二节　润下类

润下中成药，具有润肠通便之功。适用于大便干结，小便短赤，舌苔黄燥，脉滑实等肠燥津伤，大便秘结证。常以润下药如麻子仁、杏仁、郁李仁等为主组成。代表成药有麻仁丸。

麻仁丸

（《中国药典》2020 年版一部）

【处方】火麻仁 200g　苦杏仁 100g　大黄 200g　枳实（炒）200g　姜厚朴 100g　炒白芍 200g

【制法】以上 6 味，除火麻仁、苦杏仁外，其余大黄等 4 味粉碎成细粉，再与火麻仁、苦杏仁掺研成细粉，过筛，混匀。每 100g 粉末用炼蜜 30～40g，加适量的水制丸，干燥，制成水蜜丸；或加炼蜜 90～110g 制成小蜜丸或大蜜丸，即得。

【性状】本品为黄褐色至棕褐色的水蜜丸、小蜜丸或大蜜丸；味苦、辛。

【功用】润肠通便。

【主治】胃肠燥热津亏便秘证。

症见大便干结难下，腹部胀满不舒，小便频数；舌红少津，苔微黄，脉数。

【方解】本药治证乃因胃肠燥热，津液不足所致。治宜润肠通便，泄热行气。方中火麻仁甘平质润，滋脾润肠，润燥通便为君药。大黄苦寒，泄热通便，荡涤肠胃积滞下行；杏仁苦平而润，助君药润肠通便，且苦降肺气以通顺大肠腑气；白芍养阴和里以助润肠，共为臣药。枳实下气消痞，厚朴行气除满，增强泄热通便之力，共为佐药。蜂蜜养阴润燥，滑肠通便，调和诸药，为使药。诸药配伍，共奏润肠通便、泄热行气之功。

【临床应用】

1. 辨证要点　本药为治疗胃肠燥热，津亏便秘证的常用成药。临床应用以大便干结难下，腹部胀满不舒，小便频数，舌红少津，苔微黄，脉数为辨证要点。

2. 配伍应用　伴有气虚者，配伍补中益气丸。

3. 现代应用　虚人及老人肠燥便秘、习惯性便秘、产后便秘、痔疮术后便秘等，证属胃肠燥热者。

4. 应用注意　本药含攻下破滞之品，故年老体弱、津亏血少、大病初愈者不宜常服；孕妇慎用。

【药理研究】现代药理研究表明，本药主要有致泻、缓解平滑肌痉挛、降压、润滑肠道等作用。

【用法与用量】口服。水蜜丸 1 次 6g，小蜜丸 1 次 9g，大蜜丸 1 次 1 丸，1 日 1 ～ 2 次。

【其他剂型】本药还有胶囊剂、软胶囊、合剂。

学习小结

本类成药主要适用于里实证，根据功效不同，分为寒下、润下类。

寒下类中成药适用于里热积滞实证。其中复方芦荟胶囊长于泄肝清心，泄热通便，且能宁心安神；适用于心肝胃火炽盛证。当归龙荟丸具有泻火通便作用；用于肝胆火旺之心神不宁、头晕目眩、大便秘结。

润下类中成药适用于肠燥津亏，大便秘结证。麻仁丸长于润肠通便，泄热行气；适用于胃肠燥热，津亏便秘者。

复习思考题

1. 泻下中成药主要适用哪些病证？

2. 复方芦荟胶囊、麻仁丸的功用、主治病证及其使用注意各是什么？

第七章 和解中成药

学习目的 学习 6 种和解中成药的组成、功用、主治、方解及临床应用。

学习要点

1. 掌握：小柴胡颗粒、逍遥丸、柴胡舒肝丸的组成、功用、主治、方解及临床应用。

2. 熟悉：左金丸、防风通圣丸、葛根芩连片的功用、主治、方解及临床应用。

3. 了解：逍遥丸、防风通圣丸、葛根芩连片的药理作用。

凡具有和解少阳、调和肝脾、表里双解等作用，治疗伤寒邪在少阳、肝脾不和、表里同病等的成药，统称和解中成药。

少阳病的产生是病邪由太阳之表向里传变，尚未进入阳明经，而在半表半里所致。临床可见往来寒热，胸胁苦满，嘿嘿不欲饮食，心烦喜呕，以及口苦、咽干、目眩、脉弦等症状。因肝与胆相表里，胆经发病可影响及肝，反之亦然；且肝胆疾病又可累及脾胃，导致肝脾不和。故和解中成药分为和解少阳、调和肝脾、表里双解三类。

现代研究提示，和解中成药具有解热、镇痛、保肝、利胆、抗炎、抗病毒、抗过敏、调解机体免疫功能、调解内分泌、调解中枢神经系统等作用。

应用和解中成药应注意：和解中成药适用于邪在少阳半表半里证，对邪在太阳表证或在阳明里证则不可使用。病证属纯虚或纯实者均不宜使用。

第一节 和解少阳类

和解少阳中成药，具有和解少阳之功。适用于往来寒热，胸胁苦满，嘿嘿不欲饮食，心烦喜呕，以及口苦、咽干、目眩、脉弦等伤寒少阳证。常以柴胡、青蒿、黄芩等药物为主组成。代表中成药有小柴胡颗粒等。

小柴胡颗粒

(《中国药典》2020 年版一部)

【处方】柴胡 150g 黄芩 56g 姜半夏 56g 党参 56g 生姜 56g 甘草 56g 大枣 56g

【制法】以上 7 味，柴胡、黄芩、党参、甘草及大枣加水煎煮 2 次，每次 1.5 小时，合并煎液，滤过，滤液浓缩至适量。姜半夏、生姜用 70% 乙醇作溶剂，浸渍 24 小时后进行渗漉，收集渗漉液约 600mL，回收乙醇，与上述浓缩液合并，浓缩至适量，加入适量的蔗糖，制成颗粒，干燥，制成 1000g；或与适量的糊精、甘露醇等辅料制成颗粒 400g；或与适量的乳糖制成颗粒 250g，即得。

【性状】本品为黄色至棕褐色的颗粒，味甜；或棕黄色的颗粒，味淡、微辛。

【功用】解表散热，疏肝和胃。

【主治】伤寒少阳证。症见往来寒热，胸胁苦满，不欲饮食，心烦喜呕，口苦，咽干，目眩；舌苔薄白，脉弦。亦治妇人热入血室，经水适断，寒热发作有时，以及疟疾、黄疸等病而见少阳证者。

【方解】本药治证乃因伤寒邪犯少阳所致。治宜和解少阳。方中柴胡苦平，入肝胆经，透泄少阳之邪，并能疏泄气机之郁滞，使少阳之邪得以疏散，为君药。黄芩苦寒，清泄少阳之热，为臣药。柴胡、黄芩相配伍，一散一清，共解少阳之邪，为治疗邪入少阳的基本配伍。胆气犯胃，胃失和降，佐以半夏、生姜和胃降逆止呕；邪从太阳传入少阳，缘于正气本虚，故又佐以人参、大枣益气健脾，一是取其扶正以祛邪，二是取其益气以御邪内传，俾正气旺盛，则邪无内向之机。生姜、大枣合用，又可调和脾胃，兼顾表里。炙甘草助人参、大枣扶正，且能调和诸药，为使药。诸药合用，以和解少阳为主，兼和脾胃，使邪气得解，枢机得利，胃气调和，则诸证自除。

【临床应用】

1. 辨证要点　本药为治疗少阳病证的常用成药。临床应用以往来寒热，胸胁苦满，嘿嘿不欲饮食，心烦喜呕，口苦，咽干，目眩，苔薄白，脉弦为辨证要点。

2. 现代应用　感冒，流行性感冒，疟疾，慢性肝炎，急、慢性胆囊炎，胆结石，中耳炎，急性乳腺炎，胆汁反流性胃炎，胃溃疡等，证属少阳证者。

3. 应用注意　阴虚血少者禁用。

【药理研究】现代药理研究表明，本药主要有保肝、利胆、解热、抗炎、抗病原体、调节机体免疫功能、促进脑垂体 – 肾上腺皮质功能、抑制血小板集聚等作用。

【用法用量】开水冲服。1 次 1 ～ 2 袋，1 日 3 次。

【其他剂型】本药还有冲剂、泡腾片、片剂、丸剂、胶囊。

第二节　调和肝脾类

调和肝脾中成药，具有调和肝脾之功。适用于胸胁、脘腹胀痛，神疲食少，月经不调，腹痛泄泻等肝脾不和证。常以疏肝理气药如柴胡、枳壳、陈皮等，与健脾药如白术、茯苓、甘草等配伍组方。代表成药有逍遥丸、柴胡舒肝丸等。

逍遥丸

（《中国药典》2020 年版一部）

【处方】柴胡 100g　当归 100g　白芍 100g　炒白术 100g　茯苓 100g　炙甘草 80g　薄荷 20g

【制法】以上 7 味，粉碎成细粉，过筛，混匀。每 100g 粉末加炼蜜 135～145g 制成大蜜丸，即得。或以上 7 味，粉碎成细粉，过筛，混匀。另取生姜 100g，分次加水煎煮，滤过。取上述粉末，用煎液泛丸，干燥，即得水泛丸。

【性状】本品为棕褐色的大蜜丸，味甜；或为黄棕色至棕色的水丸，味甜；或为黑棕色的水丸，味甜。

【功用】疏肝健脾，养血调经。

【主治】肝郁血虚脾弱证。症见心烦易怒，胸胁胀痛，头晕目眩，神疲食少，或月经不调，乳房胀痛；舌质淡，苔薄白，脉弦而虚。

【方解】本药治证乃肝郁血虚脾弱所致。治宜疏肝解郁，养血健脾。方中柴胡苦平，疏肝解郁，使肝郁得以条达，为君药。白芍酸苦微寒，养血敛阴，柔肝缓急；当归甘辛苦温，养血和血。二味与柴胡同用，补肝体而调肝用，使血和则肝和，血充则肝柔，共为臣药。木郁则土衰，肝病易传脾，故以白术、茯苓、甘草健脾益气，不仅实土以御木侮，且使营血生化有源，共为佐药。用法中加薄荷少许，疏散郁遏之气，透达肝经郁热；生姜降逆和中，且能辛散达郁，亦为佐药。甘草尚能调和诸药，兼为使药。合而成方，深合《素问·脏气法时论》"肝苦急，急食甘以缓之""脾欲缓，急食甘以缓之""肝欲散，急食辛以散之"之旨，可使肝郁得疏，血虚得养，脾弱得复，气血兼顾，肝脾同调，立法周全，组方严谨，故为调肝养血之名方。

【临床应用】

1. **辨证要点** 本药为疏肝养血的代表成药，又是妇科调经的常用成药。临床应用以两胁作痛，神疲食少，月经不调，脉弦而虚为辨证要点。

2. **配伍应用** 神疲食少者，配伍保和丸；血瘀月经不调者，配伍益母草膏。

3. **现代应用** 慢性肝炎、肝硬化、胆石症、胃及十二指肠溃疡、慢性胃炎、胃肠神经官能症、经前期紧张症、乳腺小叶增生、盆腔炎、不孕症、子宫肌瘤等，证属肝郁血虚脾弱者。

4. **应用注意** 肝阴不足，胁肋作痛，舌红无苔者，不宜使用本药。

5. **不良反应** 临床报道有患者在连续服用逍遥丸后出现头晕、嗜睡、恶心呕吐、心慌、大汗淋漓等。

【药理研究】现代药理研究表明，本药主要有调节内分泌、调节中枢神经系统、保肝、增加肠蠕动等作用。

【用法用量】口服。小蜜丸一次 9g，大蜜丸 1 次 1 丸，1 日 2 次。

【其他剂型】本药还有颗粒剂、浓缩丸、合剂、胶囊剂、片剂、软胶囊。

柴胡舒肝丸

（《中国药典》2020 年版一部）

【处方】茯苓 100g　麸炒枳壳 50g　豆蔻 40g　酒白芍 50g　甘草 50g　醋香附 75g　陈皮 50g　桔梗 50g　姜厚朴 50g　炒山楂 50g　防风 50g　六神曲（炒）50g　柴胡 75g　黄芩 50g　薄荷 50g　紫苏梗 75g　木香 25g　炒槟榔 75g　醋三棱 50g　酒大

黄 50g　青皮（炒）50g　当归 50g　姜半夏 75g　乌药 50g　醋莪术 50g

【制法】以上 25 味，粉碎成细粉，过筛，混匀。每 100g 粉末加炼蜜 180～190g 制成大蜜丸，即得。

【性状】本品为黑褐色的大蜜丸，味甜而苦。

【功用】疏肝理气，消胀止痛。

【主治】肝气郁滞，横逆犯胃证。症见胸胁痞闷，胁肋胀痛，不思饮食，呕吐酸水；舌质红，苔薄白，脉弦。

【方解】本药治证乃肝气郁滞，横逆犯胃所致。治宜疏肝理气，消胀止痛。方中用柴胡、香附疏肝行气止痛，茯苓健脾，共为君药。配伍陈皮、乌药、青皮、木香、枳壳、苏梗助君药行气消胀止痛；三棱、莪术、当归活血行气，消积止痛为臣。佐以山楂、豆蔻、神曲消食和胃，大黄、槟榔、厚朴消积导滞，桔梗、薄荷、防风疏散郁遏之气，半夏燥湿和胃祛痰，黄芩清热，白芍养血柔肝止痛。使以炙甘草护中缓急，调和诸药。诸药合用，共奏疏肝理气、消胀止痛之功。

【临床应用】

1. 辨证要点　本药为治疗肝气郁滞，横逆犯胃之肝胃不和证的常用成药。临床应用以胸胁痞闷，胁肋胀痛，呕吐酸水，舌红苔白，脉弦为辨证要点。

2. 现代应用　急、慢性胃炎，肝炎，胆囊炎，胆石症，肝硬化等，证属肝气郁滞，横逆犯胃者。

3. 应用注意　肝胆湿热者不宜使用。

【药理研究】现代药理研究表明，本药主要有增加肝、脑血流量，增强心搏出量，保肝利胆等作用。

【用法用量】口服。小蜜丸一次 10g，大蜜丸一次 1 丸，一日 2 次。

左金丸

（《中国药典》2020 年版一部）

【处方】黄连 600g　吴茱萸 100g

【制法】以上 2 味，粉碎成细粉，过筛，混匀，用水泛丸，干燥，即得。

【性状】本品为黄褐色的水丸；气特异，味苦、辛。

【功用】泻火，疏肝，和胃，止痛。

【主治】肝火犯胃证。症见胁肋疼痛，口苦嘈杂，呕吐酸水，口渴喜冷饮；舌红苔黄，脉弦数。

【方解】本药治证乃因肝火犯胃所致。治宜清肝泻火，降逆止呕。故方中重用黄连为君，清泻肝火，使肝火得清，自不横逆犯胃；又善清泻胃火，胃火清则气自和，一药两得，对肝火犯胃之证颇为适宜。肝之气郁化火证，纯用苦寒，恐有郁遏伤中之弊，应略施疏解之品以适肝性。故方中少佐辛热之吴茱萸，一则辛散解郁，疏泄肝经郁气，使肝气条达，郁结得开；二则反佐以制黄连之苦寒，使泻火而无凉遏之弊；三则取其下气之用，助黄连和胃降逆；四则可引黄连入肝经，为佐使。二者配伍辛开苦降，肝胃同治，泻火而不凉遏，温通而不助热，相反相成，使肝火得清，胃气得降，则诸症自愈。

【临床应用】

1. **辨证要点** 本药为治肝火犯胃证的常用成药。临床应用以胁痛口苦，呕吐吞酸，舌红苔黄，脉弦数为辨证要点。

2. **配伍应用** 伴胃脘痞满、纳差者，配伍保和丸；伴肝郁化火，烦躁易怒者，配伍逍遥丸或丹栀逍遥丸。

3. **现代应用** 食道炎、浅表性胃炎、胃溃疡等，证属肝火犯胃者。

4. **应用注意** 脾胃虚寒者禁用，忌生冷、辛辣、油腻饮食。孕妇及肝血虚所致胁痛不宜使用。

【药理研究】现代药理研究表明，本药主要有镇痛、抗炎、抑菌和抗溃疡、抑制胃酸分泌及抑制小鼠胃排空和小肠推进运动作用。

【用法用量】口服。1次3～6g，1日2次。

【其他剂型】本药还有胶囊剂。

第三节 表里双解类

表里双解中成药具有解表清里之功。适用于恶寒发热，头痛咽干，目赤肿痛，口渴，小便短赤，大便秘结，泄泻痢疾，肠风下血，舌红苔黄，脉数等表里同病者。常用解表药如荆芥、防风、麻黄、薄荷、葛根等与治里药如石膏、大黄、滑石、连翘、黄芩、黄连等配伍组方。代表成药有防风通圣丸、葛根芩连片等。

防风通圣丸

(《中国药典》2020年版一部)

【处方】防风50g　荆芥穗25g　薄荷50g　麻黄50g　大黄50g　芒硝50g　栀子25g　滑石300g　桔梗100g　石膏100g　川芎50g　当归50g　白芍50g　黄芩100g　连翘50g　甘草200g　白术（炒）25g

【制法】以上17味，滑石粉碎成极细粉；其余防风等16味粉碎成细粉，过筛，混匀，用水制丸，干燥，用滑石粉包衣，打光，干燥，即得。或以上17味，粉碎成细粉，过筛，混匀，用水制丸，干燥，即得。

【性状】本品为包衣或不包衣的水丸，丸芯颜色为浅棕色至黑褐色；味甘、咸、微苦。

【功用】解表通里，清热解毒。

【主治】风热壅盛，表里俱实证。症见恶寒壮热，头痛咽干，目赤睛痛，口渴，小便短赤，大便秘结，肠风下血，瘰疬初起，风疹湿疮，瘙痒不已；舌红苔黄，脉数。

【方解】本药治证乃因外感风邪，内有蕴热所致。治宜解表通里，清热解毒。方中防风、荆芥、薄荷、麻黄疏风散表，使表邪从汗而解，共为君药。大黄、芒硝泄热通便，荡涤积滞，使实热从下而去，共为臣药。两组药物相配，既可表散外邪，又能泄热除实。石膏辛甘大寒，为清泄肺胃之要药；连翘、黄芩苦寒，清热泻火解毒；桔梗苦辛性平，可除肺部风热，清利头目。此四药合用，以清解肺胃之热。栀子、滑石清热利湿，与芒硝、大黄相伍，使里热从二便分消；火热之邪，灼血耗气，汗、下并用，亦易伤正，故用当归、芍药、川芎养血和血，白术健脾燥湿，与前药共为佐药。甘草益气和中缓急，并能调和诸药，为使药。

【临床应用】

1. 辨证要点 本药为治疗风热壅盛，表里俱实证的常用成药。临床应用以憎寒壮热，口苦咽干，二便秘结，舌红苔黄，脉数为辨证要点。

2. 现代应用 常应用于感冒、高血压、偏头痛、肥胖症、习惯性便秘、急性结膜炎、老年性瘙痒、面部蝴蝶斑、斑秃等，证属风热壅盛，表里俱实者。

3. 应用注意 阴血虚证、体虚便溏者及孕妇慎用。

【药理研究】 现代药理研究表明，本药主要有抗菌、抗病毒、解热、镇痛、抗炎、抗过敏、调节免疫、降血脂、降血压等作用。

【用法用量】 口服。1次6g，1日2次。

【其他剂型】 本药还有大蜜丸、浓缩丸、颗粒剂。

葛根芩连片

（《中国药典》2020年版一部）

【处方】 葛根1000g　黄芩375g　黄连375g　炙甘草250g

【制法】 以上4味，取葛根225g，粉碎成细粉，剩余的葛根与甘草加水煎煮两次，每次两小时，合并煎液，滤过，滤液浓缩至适量；黄芩、黄连分别用50%乙醇作溶剂，浸渍24小时后进行渗漉，收集渗漉液，回收乙醇，与上述浓缩滤液合并，浓缩成稠膏状，加入葛根细粉和适量的辅料，混匀，干燥，制成颗粒，干燥，压制成1000片，或包糖衣或薄膜衣，即得。

【性状】 本品为黄棕色至棕色的片；或为糖衣片，除去糖衣后显黄棕色至棕色；气微，味苦。

【功用】 解肌清热，止泻止痢。

【主治】 表证未解，邪热入里之协热下利证。症见泄泻或痢疾，身热烦渴，下利臭秽，喘而汗出；舌质红，苔薄黄，脉数。

【方解】 本药治证乃因表热未解、邪热入里所致。治宜解肌清热，止泻止痢。方中重用葛根为君，以其甘辛而平，入脾胃经，既能解肌发表以散热，又可升发脾胃清阳而止利，汪昂云其"为治脾胃虚弱泄泻之圣药"。臣以黄芩、黄连清热燥湿，厚肠止利。使以甘草甘缓和中，调和诸药。四药合用，外疏内清，表里同治，共奏解肌清热、止泻止痢之功。

【临床应用】

1. 辨证要点 本药为治疗协热下利的常用成药。临床应用以身热烦渴，下利臭秽，舌红苔黄，脉数为辨证要点。

2. **配伍应用**　伴脾胃湿盛泄泻，配伍参苓白术散。

3. **现代应用**　急性肠炎、细菌性痢疾、肠伤寒、胃肠型感冒等，证属表证未解，里热又甚者。

4. **应用注意**　脾虚便溏者、肾阳不足者禁用；泄泻而不发热，粪便清稀，脉沉迟，舌淡，病属虚寒者忌用。

【药理研究】现代药理研究表明，本药主要有抗菌、止泻、解热、降血糖和抗氧化等作用。

【用法用量】口服。1次3～4片，1日3次。

【其他剂型】本药还有丸剂、微丸、胶囊、颗粒剂、口服液。

学习小结

和解中成药主要适用于伤寒邪在少阳、肝脾不和、表里同病等证，根据功效不同，分为和解少阳、调和肝脾、表里双解三类。

和解少阳类中成药适用于伤寒少阳证。小柴胡颗粒为和解少阳的代表成药。

调和肝脾类中成药适用于肝脾不和证。其中逍遥丸疏肝解郁，养血健脾；适用于肝郁血虚脾弱证。柴胡舒肝丸疏肝理气，消胀止痛；适用于肝气郁滞，横逆犯胃证。左金丸清肝泻火，降逆止呕；适用于肝火犯胃证。

表里双解类中成药适用于表里同病之证。其中防风通圣丸解表通里，清热解毒；适用于风热壅盛，表里俱实证。葛根芩连片解肌清热，止泻止痢；适用于表热未解、邪热内陷入里之协热下利。

复习思考题

1. 和解中成药主要适用于哪些病证？

2. 试述小柴胡颗粒、逍遥丸的配伍意义与特点。

3. 柴胡舒肝丸、左金丸的功用有何不同，临床如何区别运用？

4. 防风通圣丸主要体现了哪些治法？其用药和配伍的特点是什么？

第八章 清热中成药

学习目的 学习 11 种清热中成药的组成、功用、主治、方解及临床应用。

学习要点

1. 掌握：牛黄上清丸、黄连上清丸、牛黄解毒片、连花清瘟胶囊、消银片、龙胆泻肝丸、香连丸的组成、功用、主治、方解及临床应用。

2. 熟悉：板蓝根颗粒、茵栀黄口服液的功用、主治、方解及临床应用。

3. 了解：冰硼散、黛蛤散、导赤丸的功用、主治、临床应用。

凡以清热药为主组成，具有清热、泻火、凉血、解毒等作用，适用于治疗里热证的中成药，统称清热中成药。

里热证的形成，多由外感六淫入里化热，或五志过极，脏腑偏胜，化火，阴液损耗，虚热内生等所致。临床出现身热，口干咽燥，面红目赤，大便秘结，小便短赤，舌红苔黄，脉数等症状。因里热证有在气、血之分，脏、腑之异，结合临床常用中成药的情况，将清热中成药分为清气分热、清热解毒、清脏腑热等三类。

现代研究提示，清热中成药具有抑菌、抗炎、抗病毒、解热等作用，部分清热中成药还具有镇痛、镇静、抗过敏、抗惊厥等作用。

应用清热中成药应注意：本类中成药仅适用于里热证，若热邪袭表者，不可使用。应辨别热证之真假虚实、部位；还应权衡轻重，量证投药，避免出现药轻病重或药重病轻。清热中成药多为苦寒之品，对素体阳气不足，脾胃虚弱者，应慎用；必要时配伍醒脾和胃之品。

第一节 清气分热类

清气分热中成药，具有清热泻火之功效。适用于发热、烦渴、咽喉肿痛、目赤、舌红苔黄、脉数等气分热盛证。常以清热泻火药如牛黄、石膏、栀子、金银花、黄连等为主组方，代表药有牛黄上清丸、黄连上清丸等。

牛黄上清丸

（《中国药典》2020 年版一部）

【处方】人工牛黄 2g　薄荷 30g　菊花 40g　荆芥穗 16g　白芷 16g　川芎 16g　栀子 50g　黄连 16g　黄柏 10g　黄芩 50g　大黄 80g　连翘 50g　赤芍 16g　当归 50g　地

黄 64g 桔梗 16g 甘草 10g 石膏 80g 冰片 10g

【制法】以上 19 味，除人工牛黄、冰片外，其余薄荷等 17 味粉碎成细粉；将冰片研细，与人工牛黄及上述粉末配研，过筛，混匀。每 100g 粉末加炼蜜 120～130g 制成大蜜丸；或用 4% 炼蜜和水泛丸，制成水丸，即得。

【性状】本品为红褐色至黑褐色的大蜜丸或棕黄色至深棕色的水丸；气芳香，味苦。

【功用】清热泻火，疏风止痛。

【主治】热毒内盛，风火上攻证。症见头痛眩晕，目赤耳鸣，咽喉肿痛，口舌生疮，牙龈肿痛，大便燥结；舌红苔黄，脉数。

【方解】本药治证乃因热毒内盛，风火上攻所致。治宜清热泻火，疏风止痛。方中牛黄性凉，功擅清热解毒，消肿止痛，故为君药。黄芩、黄连、黄柏、大黄、栀子清泻三焦之火，石膏清解气分之热，共为臣药。佐以菊花、连翘疏散风热，薄荷疏风清热、解毒利咽，荆芥穗、白芷、川芎解表疏风，冰片辛凉气寒，善散郁火、利咽喉，共取"火郁发之"之意。赤芍、当归、地黄清热凉血，桔梗载药上行，甘草益气和中、调和诸药，共为使药。诸药配伍，共奏清热泻火、散风止痛功效。

【临床应用】

1. **辨证要点** 本药为治疗热毒内盛，风火上攻证的常用成药。临床应用以头痛，目赤，咽痛，便结，舌红脉数为辨证要点。

2. **配伍应用** 口舌生疮明显者，配伍导赤丸；风热表证头痛明显者，配伍银翘散。

3. **现代应用** 急性结膜炎、急性咽炎、急性扁桃体炎、急性牙龈炎、急性口炎、复发性口疮、原发性高血压、血管神经性头痛等，证属热毒内盛，风火上攻者。

4. **应用注意** 阴虚火旺者慎用，老人、儿童、脾胃虚弱者慎用；孕妇禁用。服药期间，忌食辛辣、油腻食物。用本品治疗喉痹、口疮、牙宣时，可配合使用外用药物。

5. **不良反应** 本药有药疹及过敏性休克的报道。

【药理研究】现代药理研究表明，本药主要有抗菌、抗炎、解热、镇痛、通便等作用。

【用法与用量】口服。大蜜丸 1 次 1 丸，水丸 1 次 3g，1 日 2 次。

【其他剂型】本药还有片剂、胶囊剂、软胶囊。

黄连上清丸

（《中国药典》2020 年版一部）

【处方】黄连 10g 栀子（姜制）80g 连翘 80g 炒蔓荆子 80g 防风 40g 荆芥穗 80g 白芷 80g 黄芩 80g 菊花 160g 薄荷 40g 酒大黄 320g 黄柏（酒炒）40g 桔梗 80g 川芎 40g 石膏 40g 旋覆花 20g 甘草 40g

【制法】以上 17 味，粉碎成细粉，过筛，混匀。用水制丸，干燥，制成水丸；或每 100g 粉末用炼蜜 30～40g 加适量的水制丸，干燥，制成水蜜丸；或每 100g 粉末加炼蜜 150～170g 制成大蜜丸，即得。

【性状】本品为暗黄色至黑褐色的水丸、黄棕色至棕褐色的水蜜丸或黑褐色的大蜜丸；气芳香，味苦。

【功能】散风清热，泻火止痛。

【主治】风热上攻，肺胃热盛证。症见头晕目眩，暴发火眼，牙齿疼痛，口舌生疮，咽喉肿痛，耳痛耳鸣，大便干燥，小便短赤；舌红苔黄，脉数而有力。

【配伍】本药治证乃因风热上攻，肺胃热盛所致。治宜散风清热，泻火止痛。方中以苦寒之黄连，直折中焦之实火；生石膏清热泻火，清肺胃之实热，共为君药。配伍黄芩清泄肺经之热；栀子清泻三焦之实火，使热从小便而除；大黄荡涤胃肠积滞，共为臣药。连翘、蔓荆子、荆芥穗、白芷、薄荷、桔梗、菊花、防风俱性辛祛风散邪，取"火郁发之"之意；黄柏苦寒，清泄下焦之湿热；川芎活血祛风而止痛，旋覆花和胃气，共为佐药。甘草调和诸药，益气和中，为佐使。诸药合用，共奏清热泻火、散风止痛之功。

【临床应用】

1. 辨证要点　本药为治疗风热上攻，肺胃热盛证的常用成药。临床应用以头昏脑涨，牙龈肿痛，口舌生疮，便干溲赤，舌红苔黄，脉数为辨证要点。

2. 配伍应用　口舌生疮明显者，配伍导赤丸；风热表证头痛明显者，配伍银翘散。

3. 现代应用　急性结膜炎、急性咽炎、急性扁桃体炎、急性齿龈炎、牙龈炎、牙周炎、口腔溃疡、急性中耳炎、急性胃肠炎、痢疾初起，以及内耳迷路炎、血管神经性头痛等，证属风热上攻，肺胃热盛者。

4. 应用注意　阴虚火旺者慎用，老人、小儿慎用；孕妇禁用。服药期间，忌食辛辣、油腻食物。

5. 不良反应　有文献报道，服用本药后可发生急性肝损害。

【药理研究】现代药理研究表明，本药主要有抗感染、解热、镇静、降压等作用。

【用法与用量】本药口服。水丸或水蜜丸1次3～6g，一次6～12g，大蜜丸1次1～2g，1日2次。

【其他剂型】本药还有片剂、颗粒剂、胶囊剂等剂型。

第二节　清热解毒类

清热解毒中成药，具有清热解毒之功用。适用于火热烦渴，咽喉肿痛，牙龈肿胀，吐衄发斑，胸膈烦热，口舌生疮，便秘溲赤，舌绛苔黄干，脉数等热毒内盛证。常以清热解毒药如人工牛黄、黄连、黄芩、栀子、金银花、板蓝根、升麻、玄参等为主组方。代表成药有清热解毒口服液、板蓝根颗粒等。

清热解毒口服液

（《中国药典》2020年版一部）

【处方】石膏670g　金银花134g　玄参107g　生地黄80g　连翘67g　栀子

67g 甜地丁 67g 黄芩 67g 龙胆 67g 板蓝根 67g 知母 54g 麦冬 54g

【制法】以上 12 味，除金银花、黄芩外，其余生石膏等 10 味先温浸 1 小时，煎煮（待煮沸后加入金银花和黄芩）2 次，第 1 次 1 小时，第 2 次 40 分钟，滤过，合并滤液，滤液浓缩至相对密度 1.17（80℃），加入乙醇使含醇量达 65%～70%，冷藏 48 小时，滤过，滤液回收乙醇，加矫味剂适量，加入活性炭 5g，加热 30 分钟，滤过，加水至 1000mL，滤过，灌封，灭菌，即得。

【性状】本品为棕红色的液体；味甜、微苦。

【功能】清热解毒。

【主治】热毒壅盛证。症见发热，面赤，烦躁口渴，咽喉肿痛；舌红苔黄，脉数。

【配伍】本药治证乃因热毒壅盛所致。治宜清热解毒。方中生石膏辛甘寒，擅清肺胃之热，为君药。知母、黄芩、金银花清热泻火，解毒，共为臣药。连翘、栀子、甜地丁清热解毒，泻火；龙胆、板蓝根凉血，清热解毒；生地黄、玄参、麦冬养阴增液，以顾阴津；共为佐药。诸药合用，共奏清热解毒之功。

【临床应用】

1. 辨证要点 本药为治疗热毒壅盛证的常用成药。临床应用以烦热，口渴，咽痛，舌红苔黄，脉数为辨证要点。

2. 配伍应用 伴有表证发热者，配伍柴胡口服液或银翘散。

3. 现代应用 流行性感冒，上呼吸道感染，急、慢性扁桃体炎，急性咽炎，流行性出血热等，证属热毒壅盛者。

4. 应用注意 风寒感冒者慎用。服药期间饮食宜清淡，忌辛辣食物及烟酒。

【药理研究】现代药理研究表明，本药主要有抗菌、增强免疫功能等作用。对金黄色葡萄球菌、白色葡萄球菌、肺炎双球菌、乙型溶血性链球菌、白喉杆菌、伤寒杆菌、大肠杆菌、枯草杆菌等多种细菌均具有一定的抑制作用，尤其对呼吸道感染的常见致病细菌作用最强。

【用法与用途】口服。1 次 10～20mL，1 日 3 次；儿童酌减，或遵医嘱。

【其他剂型】本药还有片剂、合剂、泡腾片、糖浆、颗粒剂、注射液、胶囊、软胶囊。

板蓝根颗粒

（《中国药典》2020 年版一部）

【处方】板蓝根 1400g

【制法】取板蓝根加水煎煮 2 次，第 1 次 2 小时，第 2 次 1 小时，合并煎液，滤过、浓缩至相对密度为 1.20（50℃），加入乙醇使含醇量达 60%，静置使沉淀，取上清液，回收乙醇并浓缩至适量，加入适量蔗糖和糊精，制成颗粒，干燥，制成 1000g；或加入适量的糊精，或适量的糊精和甜味剂，制成颗粒，干燥，制成 600g，即得。

【性状】本品为浅棕黄色至棕褐色的颗粒；味甜、微苦，或味微苦（无糖型）。

【功能】清热解毒，凉血利咽。

【主治】肺胃热盛证。症见发热，咽喉肿痛，咽干口渴；舌红苔黄，脉数。

【配伍】本药治证乃因肺胃热盛所致。治宜清热解毒，凉血利咽。板蓝根性味苦寒，是一味较为理想的清热解毒、凉血利咽之品。无论是火毒内蕴，肺胃热盛所致喉痹、乳蛾，还是瘟疫时毒，热毒蕴结所致的痄腮、咽喉肿痛皆可用之。

【临床应用】

1. **辨证要点**　本药为治疗肺胃热盛证的常用成药。临床应用以发热、咽痛、口渴，舌红苔黄，脉数为辨证要点。

2. **配伍应用**　伴风热表证者，配伍银翘散或银翘解毒片；伴表证发热者，配伍柴胡口服液；上焦热盛明显者，配伍双黄连口服液。

3. **现代应用**　感冒、流行性感冒、上呼吸道感染、流行性腮腺炎及其他细菌、病毒性感染等，证属肺胃热盛者。

4. **应用注意**　阴虚火旺者慎用，老人及素体脾胃虚弱者慎用。服药期间，忌食辛辣油腻食物。

【药理研究】现代药理研究表明，本药主要有抗菌、抗病原微生物、抗内毒素等作用。对肝炎病毒、甲型和乙型流感病毒、腮腺炎病毒、乙型脑炎病毒、肾病出血热病毒、单纯疱疹病毒、金黄色葡萄球菌、肺炎链球菌、甲型链球菌、流感杆菌、大肠杆菌、伤寒杆菌、痢疾杆菌等多种病原微生物有抑制作用。

【用法与用量】开水冲服，1次5g～10g（含糖型），或1次3～6g（无糖型），1日3～4次。

【其他剂型】本药还有茶剂、糖浆剂、片剂、含片、胶囊、软胶囊、咀嚼片、泡腾片、分散片、口服液。

连花清瘟胶囊

（《中国药典》2020年版一部）

【处方】连翘255g　金银花255g　炙麻黄85g　炒苦杏仁85g　石膏255g　板蓝根255g　绵马贯众255g　鱼腥草255g　广藿香85g　大黄51g　红景天85g　薄荷脑7.5g　甘草85g

【性状】本品为胶囊剂，内容物为棕黄色至黄褐色颗粒；味微苦，气微香。

【制法】以上13味，广藿香加水蒸馏提取挥发油，收集挥发油，水提取液滤过，备用；连翘、炙麻黄、鱼腥草、大黄用70%乙醇提取2次，第1次2小时，第2次1.5小时，提取液滤过，合并，回收乙醇、备用；金银花、石膏、板蓝根、绵马贯众、甘草、红景天加水煎煮至沸，加入炒苦杏仁，煎煮2次，第1次1.5小时，第2次1小时，煎液滤过，滤液合并，加入广藿香提油后备用的水溶液，浓缩至相对密度为1.10～1.15（60℃），加乙醇使含醇量达70%，在4℃冷藏24小时，滤过，滤液回收乙醇，与上述连翘等4味的备用醇提取液合并，浓缩至相对密度为1.15～1.20（60℃），喷雾干燥，与适量淀粉混匀，制成颗粒，干燥，过筛，筛出适量细粉，将薄荷脑、广藿香挥发油用适量乙醇溶解，喷入细粉中，混匀，与上述颗粒混匀，密闭30分钟，装入胶囊，制成 1000 粒，即得。

【功能】清瘟解毒，宣肺泄热。

【主治】热毒袭肺证。症见发热，恶寒，肌肉酸痛，鼻塞流涕，咳嗽，头痛，咽干咽痛，口渴；舌质红，苔黄或黄腻，脉数。

【配伍】本药治证乃因热毒袭肺所致。治宜清瘟解毒，宣肺泄热。方中金银花、连翘清热解毒，共为君药。炙麻黄宣肺散邪，苦杏仁降气止咳，石膏清解肺热，共为臣药。板蓝根、绵马贯众、鱼腥草清热解毒，薄荷疏风散热，广藿香和中祛湿，大黄通里泄热，红景天清肺止咳，共为佐药。甘草益气和中，调和诸药，为使药。诸药合用，共奏清瘟解毒、宣肺泄热之功。

【临床应用】

1. **辨证要点**　本药为治疗热毒袭肺证的常用成药。临床应用以发热，咽痛，鼻塞流涕，咳嗽，口渴，舌红苔黄，脉数为辨证要点。

2. **现代应用**　流行性感冒、上呼吸道感染、急性咽炎等，证属热毒壅盛者。

3. **应用注意**　风寒感冒者忌用，体质弱者慎用，孕妇禁用。服药期间，忌食辛辣、油腻食物。

4. **不良反应**　有文献报道，偶见胃肠道不适、腹胀、腹泻。

【药理研究】现代药理研究表明，本药主要有抗病原微生物、抗炎、调节免疫功能的作用。体外实验表明，本药可抑制流感病毒、副流感病毒、腺病毒、单纯疱疹病毒及禽流感病毒。

【用法与用量】口服。1 次 4 粒，1 日 3 次。

【其他剂型】本药还有颗粒剂、片剂。

冰硼散

（《中国药典》2020 年版一部）

【处方】冰片 50g　朱砂 60g　硼砂（煅）500g　玄明粉 500g

【制法】以上 4 味，朱砂水飞成极细粉，硼砂（煅）粉碎成细粉，将冰片研细，与上述粉末及玄明粉配研，过筛，混匀，即得。

【功用】清热解毒，消肿止痛。

【主治】热毒蕴结所致的咽喉疼痛、牙龈肿痛、口舌生疮。

【方解】方中冰片辛散苦泄，芳香走窜，性偏寒凉，外用以清热泻火，消肿止痛，生肌敛疮，故为君药。煅硼砂甘咸性凉，外用善清热解毒，化腐生肌，以加强君药清热解毒 / 消肿之功，故为臣药。朱砂甘寒清解有毒，外用善消疮毒肿痛；玄明粉苦泄咸软性寒，外用善清火散结消肿；两者相合，增君臣药清热利咽、消肿止痛之功。本方善治热毒蕴结所致咽喉病症。

【临床应用】

1. **辨证要点**　以热毒蕴结所致的咽喉疼痛、牙龈肿痛、口舌生疮为辨证要点。

2. **配伍应用**　上焦热盛，咽喉肿痛明显者，配伍双黄连；心火亢盛，口舌生疮明显者，配伍导赤丸。

3. 现代应用 霉菌性阴道炎、宫颈糜烂等病，辨证属于热毒湿浊引起者，有使用本品治疗的报道。

4. 应用注意 孕妇及哺乳期妇女禁用，虚火上炎者慎用。用药期间忌食油腻食物、烟酒。本品含朱砂，不宜长期大剂量使用，以免引起蓄积中毒。

【**药理作用**】主要有抗溃疡、镇痛、抗炎及抗菌等作用。

【**用法与用量**】吹敷患处，每次少量，1 日数次。

【**其他剂型**】尚未见有其他剂型。

第三节　清脏腑热类

清脏腑热中成药，具有清泄脏腑里热之功效。适用于脏腑邪热偏盛的火热证。如适用于咳嗽黄痰，咽喉肿痛等肺火炽盛证；口苦，目赤，耳肿，阴痒阴肿阴痛，带下黄臭，小便淋浊等肝胆实火或肝胆湿热证；消谷善饥，齿龈、咽喉肿痛等胃火炽盛证；里急后重，肛门灼热，便脓血，腹痛等湿热痢疾。常以清热泻火、清热利湿等药如龙胆、栀子、黄芩、黄连、茵陈、西瓜霜、猪胆粉、牡丹皮、赤芍等为主组方。代表药有龙胆泻肝丸、香连丸、导赤丸等。

龙胆泻肝丸

（《中国药典》2020 年版一部）

【**处方**】龙胆 120g　柴胡 120g　黄芩 60g　栀子（炒）60g　泽泻 120g　木通 60g　盐车前子 60g　酒当归 60g　地黄 120g　炙甘草 60g

【**制法**】以上 10 味，粉碎成细粉，过筛，混匀，用水泛丸，干燥，即得。或每 100g 粉末加炼蜜 160～170g 制成大蜜丸，即得。

【**性状**】本品为暗黄色的水丸，味苦；或为黄褐色的大蜜丸，味苦、微甜。

【**功能**】泻肝胆实火，清肝经湿热。

【**主治**】肝胆实火及肝经湿热证。症见头晕目赤，耳鸣耳聋，耳肿疼痛，胁痛口苦，尿赤涩痛，湿热带下，气味腥臭；舌红苔黄，脉弦数。

【**配伍**】本药治证乃因肝胆实火循经上炎及肝经湿热下注所致。治宜泻肝胆实火，清肝经湿热。方以苦寒之龙胆，泻肝胆实火，清肝经湿热，为君药。黄芩、栀子清热泻火除湿，为臣药。木通、泽泻、车前子清热利湿，使湿热从小便而去；当归养血活血，地黄养阴清热，二味使全方利水而不伤阴血；柴胡疏畅肝胆之气机，共为佐药。甘草调和诸药，清热解毒，为佐使药。诸药合用，共奏清肝胆、利湿热之功。

【**临床应用**】

1. 辨证要点 本药为治疗肝胆实火及肝经湿热证的常用成药。临床应用以头痛目赤，胁肋胀痛，尿赤涩痛，带下腥臭，舌红苔黄，脉弦数为辨证要点。

2. 配伍应用 伴肝郁气滞者，配伍逍遥丸。

3. **现代应用** 顽固性偏头痛、头部湿疹、高血压、急性结膜炎、虹膜睫状体炎、外耳道疖肿、鼻炎、急性黄疸型肝炎、急性胆囊炎，以及急性肾盂肾炎、急性膀胱炎、尿道炎、外阴炎、睾丸炎、腹股沟淋巴腺炎、急性盆腔炎、带状疱疹等，证属肝经实火或肝胆湿热者。

4. **应用注意** 脾胃虚寒，体弱年老者慎用，孕妇慎用；对于体质壮实者，亦应中病即止，不可久服；高血压剧烈头痛，服药后头痛不见减轻，伴有呕吐、神志不清，或口眼㖞斜、瞳仁不等症状的高血压危象，应立即停药并采取相应急救措施。服药期间，忌食辛辣及油腻食物。

【药理研究】现代药理研究表明，本药主要有抗炎、抗过敏、增加免疫功能、抑菌作用。体内外实验表明，对乙型链球菌感染的小鼠有一定的保护作用，对金黄色葡萄球菌、溶血性链球菌、大肠杆菌、绿脓杆菌、福氏痢疾杆菌等均有一定的抑制作用；对家兔有显著利尿作用，可显著提高动物的泌尿量。

【用法与用量】口服。1 次 3～6g（水丸），或 1 次 1～2 丸（大蜜丸，1 日 2 次）。

【其他剂型】本药还有片剂、胶囊、软胶囊、颗粒剂、口服液、浓缩丸。

黛蛤散

（《中国药典》2020 年版一部）

【处方】青黛 30g 蛤壳 300g

【制法】以上 2 味，粉碎成细粉，过筛，混匀，即得。

【性状】本品为灰蓝色的粉末，味淡。

【功用】清肝利肺，降逆除烦。

【主治】肝火犯肺所致的头晕耳鸣、咳嗽吐衄、痰多黄稠、咽膈不利、口渴心烦。

【方解】本证乃因肝火犯肺所致。方中青黛咸寒，入肝、肺、胃经，清肝火，泄肺热；蛤壳苦咸寒，入肺、胃经，清肺热，化痰浊。两药合用，共奏清肝利肺、降逆除烦之功。故善治肝火犯肺所致的诸症。

【临床应用】

1. **辨证要点** 以头晕耳鸣，咳嗽吐衄，痰多黄稠为辨证要点。

2. **配伍应用** 肝火明显者，配伍龙胆泻肝丸。

3. **现代应用** 西医急、慢性支气管炎等病，辨证属于肝火犯肺证者，也有选用本品的报道。

4. **应用注意** 阳气虚弱者慎用，孕妇慎用。服药期间，忌食辛辣、生冷、油腻食物。

【药理作用】主要有镇咳、祛痰、抗炎等作用。

【用量与用法】口服，1 次 6g，1 日 1 次，随处方入煎剂。

【其他剂型】尚未见有其他剂型。

导赤丸

（《中国药典》2020 年版一部）

【处方】连翘 120g　黄连 60g　栀子（姜炒）120g　木通 60g　玄参 120g　天花粉 120g　赤芍 60g　大黄 60g　黄芩 120g　滑石 120g

【制法】以上 10 味，粉碎成细粉，过筛，混匀。每 100g 粉末加炼蜜 50～60g 及适量的水制丸，干燥，制成水蜜丸；或加炼蜜 120～140g 制成大蜜丸，即得。

【性状】本品为黑褐色的水蜜丸，或大蜜丸；味甘、苦。

【功用】清热泻火，利尿通便。

【主治】火热内盛所致的口舌生疮、咽喉疼痛、心胸烦热、小便短赤、大便秘结。

【方解】本方证之病机，原书以"心热"概之，因心主神明而位于胸中，心经有热，神明被扰，则见心胸烦热；手少阴心经挟咽喉上行而过咽部，若心火上炎，灼伤津液，则口渴面赤，意欲冷饮；舌为心之苗，火邪熏蒸于上，故见口舌生疮。因心与小肠相表里，心热则小肠亦热，若心热移于小肠，则见小溲赤涩。证属心经蕴热或心热移于小肠，治宜清热利水养阴。

方中木通、连翘、黄连、栀子入心，苦寒，清心降火，利水通淋，用以为君。玄参、赤芍、天花粉性寒凉，而凉血滋阴生津，用以为臣；与木通、滑石配合，利水而不伤阴，补阴而不恋邪。滑石淡渗利尿，大黄、黄芩苦寒，清热泻火通便共为佐使。诸药配伍，共凑清心泻火、利尿通便之功效。

【临床应用】

1. **辨证要点**　以口舌生疮，小便短赤为辨证要点。

2. **配伍应用**　口舌生疮明显者，配伍冰硼散（外用）。

3. **现代应用**　口腔溃疡，急、慢性咽喉炎，证属热毒亢盛者。

4. **应用注意**　脾胃虚寒者慎用。

【用法与用量】口服。水蜜丸 1 次 2g，大蜜丸 1 次 1 丸，1 日 2 次；周岁以内小儿酌减。

茵栀黄口服液

（《中国药典》2020 年版一部）

【处方】茵陈提取物 12g　栀子提取物 6.4g　黄芩提取物（以黄芩苷计）40g　金银花提取物 8g

【制法】以上 4 味，取茵陈提取物、栀子提取物、金银花提取物，加水 300mL 使溶解，用 10% 氢氧化钠溶液调节 pH 值至 6.5，滤过，滤液备用；黄芩提取物加水适量搅拌成糊状，加水 300mL，用 10% 氢氧化钠溶液调节 pH 值至 6.5～7.0，滤过，滤液与上述滤液合并，加枸橼酸 0.5g，蔗糖 100g，蜂蜜 50g，阿司帕坦 2g，苯甲酸钠 3g，搅匀，冷藏 24 小时，调节 pH 值近中性，加水调整总量至 1000mL，搅匀，静置，滤过，灌封，灭菌，即得。

【性状】本品为棕红色液体；味甜，微苦。

【功用】清热解毒，利湿退黄。

【主治】肝胆湿热之黄疸。症见面目悉黄，胸胁胀痛，恶心呕吐，小便黄赤；舌红苔黄腻，脉弦数。

【配伍】本药治证乃因肝胆湿热所致。治宜清热解毒，利湿退黄。方以茵陈清热祛湿，利胆退黄，为治疗黄疸之要药，为君药。栀子清泄三焦火热湿邪，除肝胆湿热而退黄；黄芩清热燥湿，泻火解毒，以助君药清热利湿，为臣药。金银花清热解毒，为佐药。诸药合用，共奏清热解毒、利湿退黄之功。

【临床应用】

1. **辨证要点** 本药为治疗肝胆湿热之黄疸的常用成药。临床应用以面目悉黄，恶心呕吐，小便黄赤，舌红苔黄，脉濡数为辨证要点。

2. **配伍应用** 伴湿热亢盛者，配伍龙胆泻肝丸；伴脾虚湿盛者，配伍健脾丸。

3. **现代应用** 急、慢性肝炎，胆囊炎，胆结石症等，证属肝胆湿热者。

4. **应用注意** 阴黄者禁用；服药期间，忌食辛辣、油腻食物，忌饮酒。

【药理研究】现代药理研究表明，本药主要有保肝、抗菌、提高小鼠腹腔巨噬细胞的吞噬等作用。本品还能降低四氯化碳、对硫代乙酰胺等肝损伤小鼠血清转氨酶水平，降低四氯化碳肝损伤小鼠的血清总胆红素。

【用法与用量】口服。1 次 10mL，1 日 3 次。

【其他剂型】本药还有注射液、片剂、泡腾片、胶囊、软胶囊、颗粒剂。

香连丸

（《中国药典》2020 年版一部）

【处方】萸黄连 800g　木香 200g

【制作】以上 2 味，粉碎成细粉，过筛，混匀，每 100g 粉末用米醋 8g 加适量水泛丸，干燥，即得。

【性状】本品为淡黄色至黄褐色的水丸；气微，味苦。

【功能】清热燥湿，行气止痛。

【主治】湿热痢。症见腹痛，便脓血，赤白相兼，里急后重，口渴；舌红苔黄腻，脉数。

【配伍】本药治证乃因湿热下注大肠所致。治宜清热燥湿，行气止痛。方以苦寒之黄连清热燥湿，解毒止痢，为君药。辅以木香行气止痛，为臣药。再取吴茱萸辛温制黄连之苦寒，且能调和肝胃，是为佐药。诸药合用，共奏清热化湿、行气止痛之功。

【临床应用】

1. **辨证要点** 本药为治疗湿热痢疾的常用成药。临床应用以腹痛，便脓血，里急后重，舌红苔黄腻，脉数为辨证要点。

2. **现代应用** 急性肠炎、细菌性痢疾、单纯性消化不良等，证属湿热壅滞者。

3. **应用注意** 寒湿及虚寒下痢者慎用。忌食生冷油腻、辛辣刺激性食物。

4.不良反应 有文献报道，本药服用后可出现恶心、胃部嘈杂，或上腹部不适表现。

【**药理研究**】现代药理研究表明，本药主要有抗菌、止泻、抗炎、镇痛等作用。体外试验，本品对金黄色葡萄球菌、乙型溶血性链球菌、伤寒杆菌、肠炎杆菌等有不同程度的抑菌作用；本品还能减少番泻叶致泻小鼠模型的腹泻次数，抑制小肠运动亢进及小肠推进。

【**用法与用量**】口服。1次3～6g，1日2～3次；小儿酌减。

【**其他剂型**】本药有片剂、胶囊剂。

【**其他剂型**】本药还有胶囊、含片。

学习小结

清热中成药主要适用于火热邪气所致的里热证，根据功效不同，分为清气分热、清热解毒、清脏腑热三类。

清气分热类中成药适用于热在气分证。其中牛黄上清丸长于清热泻火，疏风止痛；适用于热毒内盛，风火上攻证者。黄连上清丸长于散风清热，泻火止痛；适用于风热上攻，肺胃热盛证者。

清热解毒类中成药适用于热毒内盛证。其中清热解毒口服液具有清热解毒之功；适用于热毒壅盛证，清热之力更强，适用于三焦热毒炽盛者更适宜。板蓝根颗粒长于清热解毒，凉血利咽；适用于肺胃热盛证见发热、咽喉肿痛等症状者。连花清瘟胶囊长于清瘟解毒，宣肺泄热；适用于热毒袭肺证。

清脏腑热类中成药适用于热在脏腑证。其中龙胆泻肝丸长于泻肝胆实火，清肝胆湿热；适用于肝胆实火证或肝胆湿热证者。茵栀黄口服液长于清热解毒，利湿退黄；适用于肝胆湿热之黄疸者。香连丸长于清热燥湿，行气止痛；适用于湿热痢疾。

复习思考题

1.清热中成药主要适用于哪些病证？

2.牛黄上清丸、清热解毒口服液、板蓝根颗粒、龙胆泻肝丸、香连丸的功用、主治病证及其使用注意各是什么？

第九章　祛暑中成药

学习目的　学习临床常用的 3 种祛暑中成药的组成、功用、主治、方解及临床应用。

学习要点

1. 掌握：藿香正气水、清暑益气丸的组成、功用、主治、方解及临床应用。

2. 熟悉：甘露消毒丸的功用、主治、方解及临床应用。

凡以祛暑药为主组成，具有祛除暑邪等作用，主治暑病的中成药，称为祛暑中成药。

暑病乃夏月感受暑邪而发生的疾病，常兼有湿邪、风寒之邪及津气虚损等。临床出现身热，面赤，心烦，口渴喜饮，体倦少气，胸闷泛恶，小便短赤，恶寒发热，舌红苔白腻，脉数或洪大等症状。

现代研究提示，祛暑中成药具有解热、抑菌、抗炎等作用，部分祛暑中成药还具有改善胃肠功能、止吐止泻、保肝利胆、解痉、镇痛、调节免疫等作用。

应用祛暑中成药应注意：辨清暑病的本证、兼证和主次轻重。暑为阳邪，若暑病夹湿，暑重湿轻者，则湿邪易从热化，故用药不宜过于温燥，以免重伤津液。

藿香正气水

（《中国药典》2020 年版一部）

【处方】苍术 160g　陈皮 160g　厚朴（姜制）160g　白芷 240g　茯苓 240g　大腹皮 240g　生半夏 160g　甘草浸膏 20g　广藿香油 1.6mL　紫苏叶油 0.8mL

【制法】以上 10 味，苍术、陈皮、厚朴、白芷分别用 60%乙醇作溶剂，浸渍 24 小时后进行渗漉，前 3 种各收集初漉液 400mL，后 1 种收集初漉液 500mL，备用，继续渗漉，收集续漉液，浓缩后并入初漉液中。茯苓加水煮沸后，80℃温浸 2 次，第 1 次 3 小时，第 2 次 2 小时，取汁；生半夏用冷水浸泡，每 8 小时换水 1 次，泡至透心后，另加干姜 13.5g，加水煎煮 2 次，第 1 次 3 小时，第 2 次 2 小时；大腹皮加水煎煮 3 小时，甘草浸膏打碎后水煮化开；合并上述提取液，滤过，滤液浓缩至适量。广藿香油、紫苏叶油用乙醇适量溶解。合并以上溶液，混匀，用乙醇与水适量调整乙醇含量，并使全量成 2050mL，静置，滤过，灌装，即得。

【性状】本品为深棕色的澄清液体（久贮略有沉淀）；味辛、苦。

【功用】祛暑解表，理气化湿。

【主治】夏伤暑湿或外感风寒，内伤湿滞证。症见头痛昏重，恶寒发热，胸膈痞闷，脘腹胀痛，呕吐泄泻；舌淡红，苔白腻，脉浮或濡数。

【方解】本药治证乃因外感暑邪，湿滞中焦所致。治宜祛暑解表，理气化湿。方中广藿香油（由广藿香中提取的挥发油）气味芳香，发散风寒，解暑化湿，和胃止呕，为君药。紫苏叶油（由紫苏叶中提取的挥发油）、白芷辛香发散，助君药散寒祛暑，芳化湿浊，为臣药。生半夏、干姜燥湿和胃，降逆止呕；厚朴、陈皮、大腹皮行气化湿，畅中行滞，寓气行则湿化之义；苍术、茯苓除湿健脾，助运止泻，均为佐药。甘草浸膏（由甘草水提液制成的稠膏）和中，矫味，为佐使之用。全方配伍，重在内化湿浊，使脾胃调和，升降复常，兼以外散暑邪。

【临床应用】

1. **辨证要点**　本药为治疗外感暑邪，内伤湿滞证的常用成药，也是外感风寒，内伤湿滞证的常用成药。临床应用以恶寒发热，脘腹胀痛，舌苔白腻为辨证要点。

2. **配伍应用**　伴风热表证者，配伍银翘散。

3. **现代应用**　胃肠型感冒、荨麻疹、湿疹性皮炎、婴儿湿疹、酸中毒、中暑、夏季空调综合征等，证属外感暑邪，湿滞脾胃者。

4. **应用注意**　饮食宜清淡，忌食辛辣、生冷、油腻之品。虚证者禁用。不宜在服药期间同时服用滋补性中成药。因应用头孢类药物后饮用含有酒精的饮料，可导致体内"乙醇蓄积"，出现双硫仑样反应（亦称戒酒硫样反应），而藿香正气水中含有一定量的乙醇，故服药期间勿用头孢类药物。

4. **不良反应**　有服药后出现皮疹、哮喘、休克等过敏性反应，以及消化道出血、乙醇中毒、双硫仑样反应的报道。

【药理研究】现代药理研究表明，本药主要有解痉、镇痛、镇吐、推进胃肠蠕动、增强胃肠道的吸收功能、增强细胞免疫功能、抑菌等作用。

【用法与用量】口服。1次5~10mL，1日2次，用时摇匀。

【其他剂型】本药还有口服液、胶囊、软胶囊、片剂、滴丸、丸剂、颗粒剂、合剂。

甘露消毒丸

（《中国药典》2020年版一部）

【处方】滑石300g　茵陈220g　石菖蒲120g　木通100g　射干80g　豆蔻80g　连翘80　黄芩200g　川贝母100g　藿香80g　薄荷80g

【制法】以上11味，滑石水飞或粉碎成极细粉；其余茵陈等10味粉碎成细粉，与上述滑石粉配研，过筛，混匀，用水泛丸或制丸，干燥，即得。

【性状】本品为灰黄色的水丸；气微香，味苦、微辛。

【功用】芳香化湿，清热解暑。

【主治】暑湿蕴结，湿热并重证。症见身热口渴，胸闷腹胀，肢酸倦怠，咽喉肿痛，或身目发黄，小便短赤；舌淡红，舌苔厚腻或干黄，脉濡数。

【方解】本药治证乃因暑湿蕴结，湿热并重，湿热化毒，邪留气分所致。治宜芳香化湿，清热解暑。方中滑石甘寒滑利，清热解暑，渗利湿热；茵陈苦辛微寒，清热利湿，退黄；黄芩苦寒，清热燥湿，泻火解毒。三药相合，清热、祛湿、解毒，重用为君药。石菖蒲、藿香芳化湿浊，辟秽和中；豆蔻芳香悦脾，行气化湿。三药辛温开泄气机，令气畅则湿行，共为臣药。木通清利湿热，合滑石、茵陈导湿热从小便而出；连翘助黄芩清热解毒；川贝母、射干、薄荷清利咽喉，均为佐药。全方配伍，共奏清热解暑、化湿利气之效。

【临床应用】

1. **辨证要点**　本药为治疗暑热湿邪留恋气分证的常用成药。临床应用以身热倦怠，口渴尿赤，舌苔白腻或干黄，脉濡数为辨证要点。

2. **现代应用**　肠伤寒、急性黄疸型肝炎、急性胆囊炎、急性胃肠炎、皮肤湿疹、中暑等，证属湿热蕴结，湿热并重者。

3. **应用注意**　湿重于热，或阴虚津亏者不宜用。忌生冷、辛辣、油腻等饮食。

4. **不良反应**　有服药后出现泌尿系损害的报道。

【药理研究】现代药理研究表明，本药主要有保肝、利胆、调节免疫、促进消化、抗病原微生物、解热等作用。

【用法与用量】口服。1 次 6～9g，1 日 2 次。

清暑益气丸

（《中国药典》2020 年版一部）

【处方】人参 36g　黄芪（蜜炙）150g　炒白术 360g　苍术（米泔炙）144g　麦冬 72g　泽泻 60g　醋五味子 36g　当归 48g　黄柏 60g　葛根 348g　醋青皮 72g　陈皮 72g　六神曲（麸炒）84g　升麻 60g　甘草 120g

【制法】以上 15 味，粉碎成细粉，过筛，混匀。每 100g 粉末加炼蜜 120～130g，制成大蜜丸，即得。

【性状】本品为黄褐色至棕褐色的大蜜丸；气微香，味甜。

【功用】祛暑利湿，补气生津。

【主治】中暑受热，气津两伤证。症见头晕身热，自汗心烦，咽干口渴，四肢倦怠，胸满身重，不思饮食，大便溏薄，小便黄赤；舌淡苔腻，脉虚。

【方解】本药治证乃因气虚之体，感受暑湿，伤津耗气所致。治宜祛暑利湿，补气生津。方中黄芪益气升阳，固表止汗；葛根清解暑热，升阳除湿，同为君药。白术、人参益气，白术、苍术燥湿健脾，共为臣药。暑热伤津，故用麦冬、五味子生津止渴，当归养血和阴；湿困中土，食滞不化，故用青皮、陈皮行气化滞，神曲消食和胃；黄柏清热燥湿，泽泻渗利湿热，升麻解肌热而升清，均为佐药。甘草益气和中，调和诸药，用为佐使。全方配伍，脾健而胃和，清升而浊降，共奏祛暑利湿、补气生津之功。

【临床应用】

1. **辨证要点**　本药为治疗感受暑湿，气津两伤证的常用成药。临床应用以身热头晕，自汗心烦，四肢倦怠，舌淡苔腻，脉虚为辨证要点。

2. 配伍应用 脾胃不和，不思饮食，配伍保和丸。

3. 现代应用 小儿夏季热、热射病、功能性发热等，证属中暑受热，气津两伤者。

4. 应用注意 中暑受热无气虚者不宜用；单纯暑证，高热烦渴者忌用。饮食宜清淡，忌食辛辣油腻之品。

【**药理研究**】现代药理研究表明，本药主要有增强机体免疫功能、抗炎、抑菌、改善胃肠功能等作用。

【**用法与用量**】姜汤或温开水送服。1次1丸（每丸重9g），1日2次。

学习小结

祛暑中成药主要适用于感受暑邪所致的暑病。藿香正气水和甘露消毒丸均有解表祛暑、化湿和中之功，适用于暑湿感冒。其中藿香正气水长于化湿和中，适用于湿滞较重者。甘露消毒丸长于利湿化浊，清热解暑；适用于暑湿并重，邪在气分证。清暑益气丸有清暑生津之功，长于益气健脾祛湿；适用于感受暑湿，气津两伤证者。

复习思考题

1. 祛暑中成药主要适用于哪些病证？

2. 藿香正气水、甘露消毒丸的功用、主治及使用注意各是什么？

3. 藿香正气水、甘露消毒丸均可治暑湿感冒，临床如何区别使用？

第十章　温里中成药

学习目的　学习临床常用的 5 种温里中成药的组成、功用、主治、方解及临床应用。

学习要点

1. 掌握：香砂养胃丸、小建中合剂的组成、功用、主治、方解及临床应用。
2. 熟悉：附子理中丸的功用、主治、方解及临床应用。
3. 了解：良附丸、艾附暖宫丸的功用、主治、临床应用。

凡以温热药为主组成，具有温里散寒、助阳、温通经脉等作用，主治里寒证的中成药，称为温里中成药。

里寒证是指寒邪在里所致的病证。其成因，有因素体阳虚、寒从中生者，有因外寒直中脏腑者，有因表寒乘虚入里者，亦有因服寒药太过伤阳者。临床常见脘腹冷痛，喜暖蜷卧，口淡不渴，畏寒肢冷，面色苍白，小便清长，脉沉细缓等症状。里寒证有脏腑经络部位之异，病情有轻重缓急之别，故温里中成药可分为温中祛寒、温经散寒两类。

现代研究提示，温里中成药具有改善胃肠功能、强心、抗心律失常、改善血液循环、抗溃疡、抗缺氧、增强免疫、抗休克、健胃、驱风、镇痛、镇吐、解痉等作用。

应用温里中成药应注意：应辨清寒热真假，对真热假寒证禁用。若患者虽属里寒之证，但平素阴虚，或为失血之病，虽当用温热药，亦必须注意用量，不可过剂；并适当配伍，以免重伤其阴，寒去热生。夏日炎暑用量宜小，中病即止，以免伤阴。再者，若阴寒甚，热药入口即吐者，可采用热药冷服反佐法。

第一节　温中祛寒类

温中祛寒中成药，具有温中祛寒补虚之功。适用于腹痛喜温喜按，呕恶下利，不思饮食，手足不温，舌淡苔白，脉象沉迟而弱之中焦虚寒证。常以温中散寒药如附子、干姜、吴茱萸、肉桂等为主组成。代表成药有香砂养胃丸、小建中颗粒等。

香砂养胃丸

（《中国药典》2020 年版一部）

【处方】木香 210g　砂仁 210g　白术 300g　陈皮 300g　茯苓 300g　半夏（制）300g　醋香附 210g　枳实（炒）210g　豆蔻（去壳）210g　姜厚朴 210g　广藿香

210g　甘草 90g　生姜 90g　大枣 150g

【制法】以上 14 味，生姜、大枣切碎，分次加水煎煮，煎液滤过，备用。其余木香等 12 味粉碎成细粉，过筛，混匀，用煎液泛丸，以总量 5% 的滑石粉－四氧化三铁（1：1）的混合物包衣，低温干燥，即得。

【性状】本品为黑色的水丸，除去包衣后显棕褐色；味辛、微苦。

【功用】温中和胃，理气祛湿。

【主治】中焦虚寒，湿阻气滞证。症见胃脘隐痛不舒，呕吐酸水，嘈杂，不欲饮食，四肢倦怠；舌淡胖，苔白滑，脉沉迟。

【方解】本药治证乃因中焦虚寒，湿阻气滞所致。治宜温中和胃，理气祛湿。方中首选木香、砂仁，辛温芳香，善入脾胃，理气行滞而疏通气机，二药相配，相得益彰而力强，素称"理气和中最佳药对"，且兼以芳香化湿，和胃止呕，共为君药。白术、茯苓益气健脾补中，以复胃气亏虚之本，且兼以祛湿；半夏、陈皮、藿香降气和胃以顺胃气，且苦燥芳香除湿；厚朴、枳实善理气行脾，且燥湿导滞，共为臣药。香附理气调中，蔻仁化湿行气，共为佐药。甘草助白术、茯苓补脾益胃，且调和诸药为佐使药。全方合用，寒凝得散，气滞得行，胃虚得复，湿阻得除，而诸症自解。

【临床应用】

1. 辨证要点　本药为治疗中焦虚寒，湿阻气滞证的常用成药。临床应用以胃脘隐痛不舒，不欲饮食，四肢倦怠，舌淡胖，苔白滑，脉细迟为辨证要点。

2. 配伍应用　脾胃气虚明显者，配伍补中益气丸或四君子丸。

3. 现代应用　功能性消化不良，慢性浅表性胃炎，胃、十二指肠溃疡，以及胃大部切除术后的痞满、胃痛、呕吐等，证属中焦虚寒，湿阻气滞者。

4. 应用注意　阴虚内热者禁用。服药期间，忌食生冷食物。

【药理研究】现代药理研究表明，本药主要有抗消化性溃疡、促进胃酸分泌、镇痛、调节肠蠕动等作用。

【用法与用量】开水送服，1 次 9g，1 日 2 次。

【其他剂型】本药还有胶囊、软胶囊、颗粒剂、乳剂、浓缩丸。

小建中合剂

（《中国药典》2020 年版一部）

【处方】桂枝 111g　白芍 222g　炙甘草 74g　生姜 111g　大枣 111g

【制法】以上 5 味，桂枝蒸馏提取挥发油，蒸馏后的水溶液另器收集；药渣与炙甘草、大枣加水煎煮 2 次，每次 2 小时，合并煎液，滤过，滤液与蒸馏后的水溶液合并，浓缩至约为 560mL，白芍、生姜用稀乙醇作溶剂，浸渍 24 小时后进行渗漉，收集渗漉液，回收乙醇后与上述药液合并，静置，滤过，另加饴糖 370g，再浓缩至近 1000mL，加入苯甲酸钠 3g 与桂枝挥发油，调整总量至 1000mL，搅匀，即得。

【性状】本品为棕黄色的液体；气微香，味甜、微辛。

【功用】温中补虚，缓急止痛。

【主治】中焦虚寒，肝脾失调，阴阳不和证。症见胃脘疼痛，喜温喜按，食少，神疲，嘈杂吞酸；舌淡苔白，脉细弦。

【方解】本药治证乃因中焦虚寒，肝脾失调，阴阳不和所致。治宜温中补虚，缓急止痛。方中重用饴糖，一是味甘益气健脾而补中，二是性温温中而散寒，三是和里缓急而止痛，一物三用，故以为君。白芍酸收助饴糖缓急止痛，且益阴养血补虚，又柔肝抑木以除肝木乘脾土；桂枝助饴糖散中寒，且辛甘化阳补中阳，是为臣药。甘草配白芍长于缓急止痛，且酸甘化阴；生姜以助温中且和胃；大枣益气以助健脾补虚，共为佐药。甘草又调和药性兼为使药。其中，饴糖配桂枝、生姜、炙甘草辛甘化阳，饴糖配白芍、炙甘草、大枣酸甘化阴，合而平调阴阳。全方共奏温中补虚、缓急止痛之功。

【临床应用】

1. **辨证要点**　本药为治疗中焦虚寒，肝脾失调，阴阳不和的常用成药。临床应用以胃脘疼痛，喜温喜按，舌淡苔白，脉细弦为辨证要点。

2. **配伍应用**　脾胃气虚明显者，配伍补中益气丸或四君子丸；中焦阳虚明显者，配伍附子理中丸；饮食不消者，配伍保和丸。

3. **现代应用**　慢性胃、十二指肠溃疡，慢性胃炎，慢性肝炎，慢性结肠炎，神经衰弱，再生障碍性贫血，功能性低热等，证属中焦虚寒，肝脾失调，阴阳不和者。

4. **应用注意**　外感表证未解者、脾胃湿热、胃肠道出血者、阴虚火旺之胃脘疼痛者禁用。

【药理研究】现代药理研究表明，本药主要有抗溃疡、抑制胃酸分泌、调节小肠蠕动、镇痛、抗炎等作用。

【用法与用量】口服，用时摇匀。1次20～30mL，1日3次。

【其他剂型】本药还有颗粒、丸剂、合剂、片剂、胶囊。

良附丸

（《中国药典》2020年版一部）

【处方】高良姜500g　醋香附500g

【制法】以上2味，粉碎成细粉，过筛，混匀，用水泛丸干燥，即得。

【性状】本品为棕黄色至黄褐色的水丸；气微香，味辣。

【功用】温胃理气。

【主治】寒凝气滞，脘痛吐酸，胸腹胀满。

【方解】寒邪侵袭机体，中焦受寒，气滞不行，导致胃脘胀痛，呕吐，泛酸。高良姜，味辛性温，入脾胃经，温中散寒止痛，为君。醋香附，辛行，入肝、脾胃经，疏肝开郁，行气止痛，为臣。两药相合，一以散寒凝，一以行气滞，如此则寒散气畅，疼痛自止，共奏温胃理气之功。

【临床应用】

1. **辨证要点**　以脘腹胀痛为辨证要点。

2. **配伍应用**　伴有饮食不消，食欲减退者，配伍保和丸。

3. **现代应用** 急、慢性胃炎，胃溃疡，结肠炎等，证见中焦寒凝气滞者。

4. **应用注意** 胃热疼痛、泛酸禁用。

【**用法与用量**】口服。1次3～6g，1日2次。

附子理中丸

(《中国药典》2020年版一部)

【**处方**】附子（制）100g 党参200g 炒白术150g 干姜100g 甘草100g

【**制法**】以上5味，粉碎成细粉，过筛，混匀。每100g粉末用炼蜜35～50g加适量的水泛丸，干燥，制成水蜜丸；或加炼蜜100～120g制成小蜜丸或大蜜丸，即得。

【**性状**】本品为棕褐色至棕黑色的水蜜丸，或为棕褐色至黑褐色的小蜜丸或大蜜丸；气微，味微甜而辛辣。

【**功用**】温中健脾。

【**主治**】脾胃虚寒，脘腹冷痛，呕吐泄泻，手足不温。

【**方解**】中焦虚寒，寒凝气滞，则脘腹冷痛；脾胃虚寒，阴寒凝聚，浊阴不降则呕吐；阳虚失于温煦，则畏寒肢冷。上述诸症皆由脾胃阳虚所致。故治宜温中祛寒，补益脾胃。

方中以附子、干姜为君，大辛大热，温脾胃，化阴凝，祛寒湿，以达温中散寒止痛之功。方中人参补中益气，培补后天，助干姜以复中阳，在方中为臣。脾虚则生湿，故以甘温苦燥之白术燥湿运脾，除湿益气，既助人参增强健脾益气之力，又可除湿运脾以健中州，为方中佐药。更以甘草蜜炙，益气补中，调和诸药，用为使药。综观全方，温补并行而以温为主，药少力专，可使寒气祛，阳气复，中气得补，健运有权，中焦虚寒诸症可自除矣。

【**临床应用**】

1. **辨证要点** 以脘腹冷痛，喜暖喜按为辨证要点。

2. **配伍应用** 伴有饮食不消，食欲减退者，配伍保和丸。

3. **现代应用** 慢性胃、十二指肠溃疡，慢性胃炎，慢性结肠炎等，证见中焦虚寒者。

4. **应用注意** 孕妇慎用。

【**药理研究**】现代药理研究表明，本药主要有抗溃疡、调节胃肠蠕动、镇痛等作用。

【**用法与用量**】口服。水蜜丸1次6g，小蜜丸1次9g，大蜜丸1次1丸，1日2～3次。

第二节 温经散寒类

温经散寒中成药，具有温阳散寒、祛痰化瘀之功。适用于痹痛，瘰疬，瘿瘤，乳岩，乳癖，肢体疼痛，手足厥寒，行经错后、经量少、经行小腹冷痛，腰膝酸痛，舌暗红，脉细而涩等阳气不足，寒凝痰滞血瘀证。常以桂枝、细辛等温经散寒药与当归、白芍、熟地黄等补养营血药为主组成。代表成药有艾附暖宫丸等。

艾附暖宫丸

（《中国药典》2020年版一部）

【处方】艾叶（炭）120g　醋香附240g　制吴茱萸80g　肉桂20g　当归120g　川芎80g　白芍（酒炒）80g　地黄40g　炙黄芪80g　续断60g

【制法】以上10味，粉碎成细粉，过筛，混匀。每100g粉末加炼蜜110～130g制成小蜜丸或大蜜丸，即得。

【性状】本品为深褐色至黑色的小蜜丸或大蜜丸；气微，味甘而后苦、辛。

【功用】温经散寒养血，理气暖宫调经。

【主治】血虚气滞，冲任虚寒证。症见行经错后，经量少，有血块，小腹疼痛，经行小腹冷痛喜热，腰膝酸痛；舌暗红，苔薄白，脉细而涩。

【方解】本药治证乃因血虚气滞，冲任虚寒所致。治宜温经散寒养血，理气暖宫调经。血虚是病本，寒凝气滞是病标，病位主在胞宫。方中以艾叶主入胞宫，辛温芳香走血分，为暖宫之要药，以温经散寒止痛；香附辛温通行十二经脉，气中之血药，为疏肝理气之名药，醋炒尤善止痛，二药配伍，共调气血，温经散寒，行气调经止痛，为君药。吴茱萸、肉桂皆为"四大热药"之一，入血分助艾叶温经散寒而暖宫；当归血中之气药，补血且温经活血调经，皆为臣药。白芍、地黄助当归补血；黄芪补益元气，气足而能生血；肝肾同源，续断补肾而养肝共为佐药。川芎为厥阴肝经之专药，引药入肝走冲脉，配当归俗称"调经之要对"，为佐使。全方配伍，共成温经散寒养血、行气暖宫调经之功。

【临床应用】

1. **辨证要点**　本药为治疗血虚寒凝气滞，冲任虚寒证所致的月经不调、痛经的常用成药。临床应用以行经后错，经量少，有血块，经行小腹冷痛，舌暗红，苔薄白，脉细而涩为辨证要点。

2. **配伍应用**　血虚明显者，配伍阿胶；血瘀月经不调者，配伍益母草膏。

3. **现代应用**　月经不调、痛经、不孕症、腹泻等，证属血虚气滞，冲任虚寒者。

4. **应用注意**　实热证者禁用。服药期间，忌食生冷食物，避免受寒。

【药理研究】现代药理研究表明，本药主要有调节子宫平滑肌，对离体子宫能使其收缩力减弱，肌张力降低。促进红细胞增生，具有轻度的雌激素样活性；镇痛；改善血液流变性等。

【用法与用量】口服。小蜜丸1次9g，大蜜丸1次1丸，1日2～3次。

学习小结

温里中成药主要适用于里寒证，根据功效不同，分为温中祛寒与温经散寒两类。

温中祛寒中成药适用于中焦虚寒证。其中香砂养胃丸长于温中和胃，理气祛湿；适用于中焦虚寒，湿阻气滞证。小建中合剂长于温中补虚，缓急止痛；适用于中焦虚寒，肝脾失调，阴阳不和证。

　　温经散寒中成药适用于阳虚寒凝痰滞血瘀证。艾附暖宫丸长于温经散寒养血，理气暖宫调经；适用于血虚寒凝气滞，冲任虚寒证。

复习思考题

　　1.简述温里中成药的定义、分类及其适应证。

　　2.试述艾附暖宫丸、附子理中丸的功用、主治证及其使用注意。

　　3.比较小建中颗粒、附子理中丸功用、主治之异同。

第十一章 补益中成药

学习目的 学习临床常用的28种补益中成药的组成、功用、主治、方解及临床应用。

学习要点

1.掌握：参苓白术散、补中益气丸、生脉饮、四物合剂、归脾丸、六味地黄丸、金匮肾气丸的组成、功用、主治、方解及临床应用。

2.熟悉：当归补血口服液、十全大补丸、左归丸、明目地黄丸、龟鹿二仙膏的组成、功用、主治及临床应用。

3.了解：人参养荣丸、乌鸡白凤丸、石斛夜光丸、耳聋左慈丸、河车大造丸、五子衍宗丸、青娥丸、大补阴丸的功用、主治及临床应用。

凡以补虚药为主组成，具有补益气血阴阳的作用，治疗各种虚损之证的中成药，统称补益中成药。

虚损病证的成因颇多，如禀赋不足、久病或病后失调、劳倦过度、饮食失节、情志所伤、外伤跌仆等，均可导致五脏功能衰退，阴阳气血不足，发为虚证。临床出现面色不华，精神疲惫，气短声低，自汗盗汗，头晕目眩，心悸失眠，饮食减少，舌质淡胖，脉虚细无力等。但总不外气、血、阴、阳四个方面，因此，补益中成药分为补气、补血、气血双补、补阴、补阳和阴阳并补六类。

现代研究提示，补益中成药能调节非特异性免疫功能及特异性免疫功能，能提高机体适应性，增强机体对有害刺激的抵抗能力，调节病理过程，使紊乱的机能恢复正常；改善物质代谢，促进造血功能，调节血液循环，改善心肌供血，保护胃肠黏膜，提高生殖机能，抗疲劳、抗衰老、抗肿瘤等多方面作用。

应用补益中成药应注意：首先，必须辨别虚实真假，勿犯"虚虚实实"之戒。"大实之病，反有羸状"之真实假虚证，若误用补益，则使实者愈实；"至虚之病，反有盛势"之真虚假实证，若妄投攻伐，则致虚者更虚。其次，必须顾及脾胃，以防"虚不受补"。脾胃为生化之源，药物的运化吸收，也赖脾胃之转输，故使用补益剂时，应注意调理脾胃，适当佐以健脾和胃、行气消滞之品，以资生化。第三，须根据虚证的缓急，缓补或峻补分施，或确定丸、散剂的应用。最后服药时间，以空腹为佳。暴虚之证不受此限。

第一节　补气类

补气中成药，具有补气健脾之功。适用于倦怠乏力，少气懒言，语声低微，动则气喘，食少便溏，舌淡苔白，脉细弱等气虚证。常用补气药与健脾药如人参、党参、黄芪、白术、炙甘草等为主组成方剂。常用补气中成药有参苓白术散、补中益气丸、生脉饮等。

参苓白术散
（《中国药典》2020年版一部）

【组成】人参100g　茯苓100g　白术（炒）100g　山药100g　白扁豆（炒）75g　莲子50g　薏苡仁（炒）50g　砂仁50g　桔梗50g　甘草100g

【制法】以上10味，粉碎成细粉，过筛，混匀，即得。

【性状】本品为黄色至灰黄色的粉末；气香，味甜。

【功用】补脾胃，益肺气，化湿浊。

【主治】脾虚夹湿证。症见食少便溏，气短咳嗽，肢倦乏力，肠鸣泄泻，面色萎黄；舌淡苔白腻，脉虚缓。

【方解】本药治证由脾胃气虚，运化失司，湿浊内停所致。治宜补气健脾，兼以化湿。方中人参、白术甘温补脾益气，共为君药。配伍山药、扁豆、莲子既可健脾益气，又能止泻，共为臣药。君臣药合用，补脾益气之力益彰。茯苓、薏苡仁甘淡渗湿健脾，与燥湿之白术共奏健脾祛湿止泻之功；砂仁理气化湿，和胃止呕，寓行气于补益之中，可使补而不滞，又可畅达湿遏之气机，共为佐药。桔梗既载药上行，引脾气上升，输精于肺，以培土生金；又开宣肺气，通调水道，助茯苓、薏仁之渗湿，为佐使药。炙甘草调和诸药，为使药。诸药合用，共奏补脾胃、益肺气、化湿浊之功。

【临床应用】

1. 辨证要点　本药为健脾化湿的著名中成药，也是"培土生金"法的代表中成药。临床应用以食少便溏，或泄泻，乏力气短，舌淡苔白腻，脉虚缓为辨证要点。

2. 配伍应用　伴有脾肾阳虚者，配伍四神丸；饮食不消者，配伍保和丸。

3. 现代应用　慢性肠炎、慢性非特异性溃疡性结肠炎、放化疗胃肠道毒副反应、肺结核、慢性支气管炎、慢性肾炎、小儿消化不良、妇女带下等，证属脾虚夹湿者。

4. 应用注意　本药阴虚火旺者慎用。本药内含人参，忌与藜芦、五灵脂、皂荚及由其组成的方剂或成药同用；内含甘草，不宜与海藻、大戟、甘遂、芫花及由其组成的方剂或成药同用。服药期间，忌食生冷、荤腥油腻、辛辣刺激、不易消化的食物。

【药理研究】现代药理研究表明，本药主要有调节胃肠运动，改善代谢和调节免疫功能，抗应激，改善肾上腺皮质功能及肺功能等作用。

【用法与用量】口服。1次6～9g，1日2～3次。

【其他剂型】本药还有丸剂、颗粒剂、胶囊、片剂、口服液、咀嚼片。

补中益气丸

（《中国药典》2020 年版一部）

【组成】炙黄芪 200g　党参 60g　炙甘草 100g　炒白术 60g　当归 60g　升麻 60g　柴胡 60g　陈皮 60g

【制法】以上 8 味，粉碎成细粉，过筛，混匀。另取生姜 20g，大枣 40g，加水煎煮 2 次，滤过，滤液浓缩。每 100g 粉末加炼蜜 100～200g 及生姜和大枣的浓缩煎液炼成小蜜丸；或每 100g 粉末加炼蜜 100～120g 制成大蜜丸。或将上述细粉用煎液泛丸，干燥，制成水丸。

【性状】本品为棕褐色至黑褐色的小蜜丸或大蜜丸，或黄棕色至棕色的水丸；味微甜、微苦、辛。

【功用】补中益气，升阳举陷。

【主治】脾胃虚弱，中气下陷证。症见体倦乏力，食少懒言，面色萎黄，大便溏薄，或久泻，久痢，脱肛，子宫脱垂，崩漏；舌质淡，苔薄白，脉弱。

【方解】本药治证脾胃虚弱，中气不足，清阳下陷所致。治宜补中益气，升阳举陷。方中黄芪补中益气，升举清阳，为君药。辅以人参大补元气，白术、炙甘草补中健脾，助参、芪共建补中益气之功，脾旺则中气自充，共为臣药。血为气之母，故以当归养血调营；橘皮理气醒脾，使中焦气机畅通，可助清阳之气上升，又使补气药补而不滞，共为佐药。升麻、柴胡轻清升散，引导升提，扭转中气下陷之颓势，为佐使药。诸药合用，可使脾胃健运，元气内充，气虚得补，气陷得举，清阳可升，则诸症可除。

【临床应用】

1. 辨证要点　本药为治疗脾胃虚弱，中气下陷证的常用成药。临床应用以上述病证伴体倦乏力，面色萎黄，舌淡脉弱等脾胃气虚之证者为辨证要点。

2. 配伍应用　伴饮食不消者，配伍保和丸。

3. 现代应用　肌弛缓性疾病，如重症肌无力、子宫脱垂、胃肝脾肾等内脏下垂、胃黏膜脱垂、脱肛、肠蠕动弛缓而致的虚性便秘、膀胱肌麻痹而致之癃闭、麻痹性斜视等，以及原发性低血压、不明原因性低热、慢性腹泻、慢性肝炎、多汗症、乳糜尿、白带过多、功能性子宫出血、习惯性流产，恶性肿瘤及其放、化疗后毒副反应等，证属中气不足，清阳不升者。

4. 应用注意　阴虚火旺及实证发热者禁用。本品内含党参，忌与藜芦及含藜芦的方剂或成药同用；内含甘草，不宜与含海藻、大戟、甘遂、芫花及由其组成的方剂或成药同用。服药期间，忌食生冷、荤腥油腻、辛辣刺激、不易消化的食物，戒烟酒，以防助湿化热，加重病情。

【药理研究】现代药理研究表明，本药有调节胃肠运动，抗胃溃疡和抗胃黏膜损伤，影响消化液分泌，促进小肠吸收，兴奋子宫，增强心肌收缩力，促进代谢，增强免疫功能，抗肿瘤、抗突变、抗应激等作用。

【用量与用法】口服。小蜜丸 1 次 9g，大蜜丸 1 次 1 丸，1 日 2～3 次。

【其他剂型】本药还有浓缩丸、颗粒剂、膏剂、合剂、口服液等剂型。

四君子丸

(《中国药典》2020 年版一部)

【处方】党参 200g　炒白术 200g　茯苓 200g　炙甘草 100g

【制法】以上 4 味，粉碎成细粉，过筛，混匀。另取生姜 50g，大枣 100g，分次加水煎煮，滤过，取上述粉末，用煎液泛丸，干燥，即得。

【功用】益气健脾。

【主治】脾胃气虚，胃纳不佳，食少便溏。

【方解】方中党参甘中，其功健脾益气，药性平和，不燥不腻，为君药。白术甘苦性温，长于健脾燥湿；茯苓甘淡，能渗湿健脾，与白术相须为用，增强健脾除湿之力，促进健脾运化功能，助党参补脾益气，共为臣药。大枣甘温，补中益气；生姜辛温，鼓舞气血生长，共为佐药。炙甘草甘温，补脾益气，调和诸药，为使药。诸药合用，共奏健脾益气之效。本方善治脾胃气虚证。

【临床应用】

1. 辨证要点　临床应用以面白食少，气短乏力，舌淡苔白，脉虚弱为辨证要点。

2. 配伍应用　伴有脾肾阳虚者，配伍四神丸；饮食不消者，配伍保和丸。

3. 现代应用　本方常用于慢性胃炎、胃及十二指肠溃疡等，证属脾气虚者。

4. 应用注意　阴虚或食热证者慎用。服药期间，忌食辛辣、油腻、生冷食物。

【药理作用】主要有调节胃肠运动，促进消化、吸收，提高免疫功能等作用。

【用法与用量】口服，1 次 3～6g，1 日 3 次。

【其他剂型】本品还有颗粒剂、合剂等剂型。

生脉饮

(《中国药典》2020 年版一部)

【组成】红参 100g　麦冬 200g　五味子 100g

【制法】以上 3 味，粉碎成粗粉，用 65% 乙醇作溶剂，浸渍 24 小时后进行渗漉，收集渗漉液约 4500mL，减压浓缩至约 250mL，放冷，加水 400mL 稀释，滤过，另加 60% 糖浆 300mL 及适量防腐剂，并调节 pH 值至规定范围，加水至 1000mL，搅匀，静置，滤过，灌封，灭菌，即得。

【性状】本品为黄棕色至红棕色的澄清液体；气香，味酸甜、微苦。

【功用】益气复脉，养阴生津。

【主治】①温热、暑热，耗气伤阴证。症见汗多神疲，体倦乏力，气短懒言，心悸虚烦，咽干口渴；舌干红少苔，脉细数。②肺虚久咳，气阴两虚证。症见干咳少痰，短气自汗，口干舌燥；舌红少苔，脉虚细。

【方解】本药治证乃因气阴两虚，心脉失养，或肺失滋润所致。治宜益气生津，敛阴止汗。方中人参大补元气，生津复脉，为君药。麦冬养阴生津，与红参相配，更增益气养阴生津之功，为臣药。五味子敛阴止汗，生津益气，尤善敛聚耗散之真气，以助生脉，为佐药。三药合用，补、润、敛结合，共奏益气生津、养心生脉、敛阴润肺之效。俾气复津回，汗止阴存，气阴充养于心脉，则脉绝可复生，故曰"生脉"。

【临床应用】

1. 辨证要点 本药是治疗气阴两虚证的常用成药。临床应用以气短，汗出，舌干红少津，脉虚为辨证要点。

2. 现代应用 冠心病、心绞痛、心律失常、心肌炎、心肌梗死、心力衰竭、低血压、克山病等心血管疾病，肺心病、肺结核、慢性支气管炎、矽肺、肺炎等呼吸系统疾病，以及糖尿病、流行性出血热等，证属气阴两虚者。

3. 应用注意 本药具滋补收敛之性，唯外邪已尽，仅见气津耗伤，纯虚无邪者方可使用。若外有表邪，或暑病热甚，气阴未伤者，不可误用。本成药内含人参，忌与藜芦、五灵脂、皂荚及由其组成的方剂或成药同用。

4. 不良反应 生脉注射液能引起过敏反应，表现为瘙痒、皮疹、荨麻疹，严重时可致过敏性休克。

【药理研究】 现代药理研究表明，本药可增加冠脉血流量，增强心肌收缩力；同时可降低肺血管阻力，有效改善心肌缺血症状，调节血压，改善微循环，抗缺氧，抗心律失常；并具有提高细胞免疫功能、抗氧化、改善学习记忆能力、抗肺损伤、抗休克等作用。

【用量与用法】 口服。1 次 10mL，1 日 3 次。

【其他剂型】 本药还有胶囊、注射液、颗粒剂、糖浆、袋泡茶等剂型。

第二节 补血类

补血中成药，具有养血补血之功。适用于面色无华，眩晕，心悸失眠，唇甲色淡，或妇女月经不调，经少色淡，甚或闭经，舌淡脉细等血虚证。常用补血药如熟地黄、当归、白芍药、阿胶等为主组成。代表成药如四物合剂、当归补血口服液、归脾丸等。

四物合剂

（《中国药典》2020 年版一部）

【组成】 当归 250g　川芎 250g　白芍 250g　熟地黄 250g

【制法】 以上 4 味，当归和川芎冷浸 0.5 小时，用水蒸气蒸馏，收集蒸馏液约 250mL，蒸馏后的水溶液另器保存，药渣与白芍、熟地黄加水煎煮 3 次，第 1 次 1 小时，第 2、3 次各 1.5 小时，合并煎液滤过，滤液与上述水溶液合并，浓缩至相对密度为 1.18～1.22（65℃）的滤膏，加入乙醇，使含醇量达到 55%，静置 24 小时，滤过，回收乙醇，浓缩至相对密度为 1.26～1.30（60℃）的稠膏，加入上述蒸馏液、苯甲酸钠 3g 及蔗糖 35g，加水至 1000mL，滤过，灌封，或灌封、灭菌，即得。

【性状】 本品为棕红色至棕褐色的液体；气芳香，味微苦、微甜。

【功用】补血调血。

【主治】营血虚滞证。心悸失眠，头晕目眩，面色无华，唇爪色淡，形瘦乏力，以及妇人月经不调，量少或经闭不行，脐腹作痛；舌淡，脉细弦或细涩。

【方解】本药治证乃因营血亏虚，血行不畅所致。治宜补血养肝，调血行滞。方中熟地黄补血滋阴，填精益髓，乃滋阴补血之要药，用为君药。当归长于补血养肝，兼能活血，又善调经，既助熟地黄补血之力，又行经脉之滞，为臣药。佐以白芍益阴和营，养血柔肝，缓急止痛，合地黄、当归则养血滋阴，和营补虚之力益著；川芎活血行滞，畅通气血，合当归活血行滞而调经。四物相合，补血而不滞血，行血而不破血，共奏补血养肝、调血行滞之功。

【临床应用】

1. **辨证要点** 本药是血虚、血滞证的常用著名中成药。临床应用以头晕心悸，面色、唇爪无华，舌淡脉细为辨证要点。

2. **配伍应用** 伴有气虚者，配伍补中益气丸或四君子丸。

3. **现代应用** 贫血、紫癜，月经周期不规则、痛经、绝经前后诸证、功能性子宫出血、人工流产或术后及上避孕环后出血、产后腹痛，神经性头痛、多发性神经炎、荨麻疹、神经性皮炎等，证属营血虚滞者。

4. **应用注意** 湿盛中满，大便溏泻者忌用；阴虚发热，血虚气脱之证，亦非所宜；血虚血热，肝火旺盛所致的月经过多、崩漏下血、胎动漏红等亦不宜使用。

【药理研究】现代药理研究表明，本药主要有抗贫血、抗辐射性损伤、抑制血小板聚集、抗血栓形成、抗缺氧、抗自由基损伤、抗炎、增强免疫功能等作用。

【用量与用法】口服。1次10～15mL，1日3次。

【其他剂型】本药还有颗粒剂、膏剂、胶囊、片剂等剂型。

当归补血口服液

(《中国药典》2020年版一部)

【组成】当归132g　黄芪330g

【制法】以上2味，当归加水蒸馏，分别收集蒸馏液和蒸馏后的水溶液（另器贮存）；药渣与黄芪加水煎煮3次，第1次2小时，第2次1.5小时，第3次1小时，煎液滤过，滤液与当归蒸馏后的水溶液合并，浓缩至相对密度为1.14～1.16（60℃），加乙醇使含醇量达70%，静置24小时，取上清液，回收乙醇至相对密度为1.05～1.07（65℃），加蔗糖150g，山梨酸1.5g及水适量，搅拌使溶解，加入上述蒸馏液及水至1000mL，搅匀，滤过，灌装，灭菌，即得。

【性状】本品为棕黄色至黄棕色的液体；气香，味甜、微辛。

【功用】补气生血。

【主治】血虚气弱证。症见面色萎黄，唇甲舌淡，神疲乏力，舌淡苔白，脉虚无力；或劳倦内伤引起的肌热面赤，烦渴欲饮，脉洪大而虚；或妇女经期、产后血虚发热头痛；或疮疡溃后，久不愈合者。

【方解】本药治证乃因血虚气弱所致。依据"有形之血生于无形之气"之理，治宜补气生血。方中黄芪，甘温纯阳，大补脾肺之元气，以资生血之源，为君药。配以当归养血和营，补虚治本，为臣药。二药相伍，使阳生阴长，气旺血生，共奏补养气血之功。至于本药所治疮疡溃破，久不愈合之证，当属疮溃日久，气血亏虚，不能生肌敛疮者。本药用之，有补气养血、托毒生肌之效。

【临床应用】

1. **辨证要点** 本药为补气生血的常用成药。临床应用以身体虚弱，面色无华，唇甲舌淡，脉细弱为辨证要点。

2. **配伍应用** 血虚重者，配伍阿胶；气虚明显者，配伍四君子丸。

3. **现代应用** 各种贫血、血小板减少症、血小板减少性紫癜、功能性子宫出血等，证属血虚气弱者。此外，本药亦常用于妇人经期、产后发热等，证属血虚阳浮者；以及疮疡久溃不愈，证属气虚血弱者。

4. **应用注意** 阴虚发热及外感发热者忌用；高血压患者慎用；月经提前量多，色深红，或经前、经期腹痛拒按，乳房胀痛者不宜服用。

【药理研究】现代药理研究表明，本药主要有提高机体免疫和造血功能，改善血液流变性，促进核酸和蛋白质合成，升高血压，抗心肌损伤、肝损伤，以及抗应激等作用。

【用量与用法】口服。1 次 10mL，1 日 2 次。

【其他剂型】本药还有丸剂、胶囊、冲剂等剂型。

归脾丸

（《中国药典》2020 年版一部）

【组成】人参 80g　炒白术 160g　炙黄芪 80g　炙甘草 40g　茯苓 160g　制远志 160g　炒酸枣仁 80g　龙眼肉 160g　当归 160g　木香 40g　大枣（去核）40g

【制法】以上 11 味，粉碎成细粉，过筛，混匀。每 100g 粉末用炼蜜 25 ～ 40g 加适量的水泛丸，干燥，制成水蜜丸；或加炼蜜 80 ～ 90g 制成小蜜丸或大蜜丸。

【性状】本品为棕褐色的水蜜丸、小蜜丸或大蜜丸；气微，味甘而后微苦、辛。

【功用】益气健脾，养血安神。

【主治】①心脾气血两虚证。症见心悸怔忡，健忘失眠，盗汗虚热，食少体倦，面色萎黄；舌淡苔白，脉细弱。②脾不统血证。症见便血，或皮下紫癜，或妇女崩漏，月经超前，量多色淡，或淋漓不止；舌淡苔白，脉细弱。

【方解】本药治证乃因思虑过度，劳伤心脾，气血亏虚，心神失养，或脾气虚不能统血所致。治宜益气补血，健脾养心。方中以黄芪补脾益气；龙眼肉补益心脾，养血安神；二药合用，补气生血，养脾益心之功益佳，共为君药。人参、白术甘温益气，加强黄芪补脾益气之功；当归滋养营血，与龙眼肉相伍，增加养心补血之效，均为臣药。茯苓、远志、酸枣仁宁心安神；木香理气醒脾，以防益气补血药滋腻滞气，使补而不滞；以上诸药皆为佐药。炙甘草、大枣益气补脾，调和诸药，是为佐使药。诸药合用，心脾同治，气血兼顾，使心得所养，血统于脾，则诸症可愈。

【临床应用】

1. 辨证要点 本药是治心脾气血两虚及脾不摄血证的常用成药。临床应用以心悸失眠，食少体倦，或失血，舌淡苔白，脉细弱或缓为辨证要点。

2. 配伍应用 伴饮食不消明显者，配伍保和丸。血虚重者，配伍阿胶。

3. 现代应用 胃及十二指肠球部溃疡合并出血、血小板减少性紫癜、功能性子宫出血、再生障碍性贫血、缺铁性贫血、神经衰弱、顽固性失眠、冠心病、心律失常、更年期综合征等，证属心脾气血两虚或脾虚气不摄血者。

4. 应用注意 不宜同时服用藜芦、五灵脂、海藻、大戟、芫花、甘遂及由其组成的制剂。热邪内伏，阴虚脉数者忌用。服药期间饮食宜清淡，忌食辛辣、油腻、生冷及不易消化的食物；戒烟酒。

5. 不良反应 临床见有个别患者出现口干、鼻燥、便秘等不良反应。长期服用偶有一过性消化道症状、皮肤干燥及肝功能异常，停药后可恢复。

【药理研究】 现代药理研究表明，本药主要有调节中枢神经功能，改善学习和记忆能力，增进造血功能，增强免疫功能，抗消化性溃疡、改善脂质代谢等作用。

【用量与用法】 用温开水或生姜汤送服。水蜜丸 1 次 6g，小蜜丸 1 次 9g，大蜜丸 1 次 1 丸，1 日 3 次。

【其他剂型】 本药还有合剂、颗粒剂、胶囊等剂型。

七宝美髯颗粒

（《中国药典》2020 年版一部）

【处方】 制何首乌 128g　当归 32g　补骨脂（黑芝麻炒）16g　枸杞子（酒蒸）32g　菟丝子（炒）32g　茯苓 32g　牛膝（酒蒸）32g

【制法】 以上 7 味，菟丝子粉碎成粗粉，用 60% 乙醇作溶剂进行渗漉，渗漉液回收乙醇，浓缩至适量；其余制何首乌等 6 味加水煎煮 2 次，第 1 次 3 小时，第 2 次 2 小时，合并煎液，静置，取上清液，浓缩至适量，加入菟丝子提取液，充分搅匀，浓缩至适量，加入适量的糖粉及糊精，制成颗粒，干燥，制成 1000g，即得。

【性状】 本品为黄棕色的颗粒；味甜、微苦、涩。

【功用】 滋补肝肾。

【主治】 肝肾不足，须发早白，遗精早泄，头眩耳鸣，腰酸背痛。

【方解】 方中重用赤、白何首乌补肝肾，益精血，乌须发，壮筋骨，为君药。赤、白茯苓补脾益气，宁心安神，以人乳制用，其滋补之力尤佳，《随息居饮食谱》载人乳能"补血、充液、填精化气、生肌、安神、益智"，而为臣药。佐以枸杞子、菟丝子补肝肾，益精血；当归补血养肝；牛膝补肝肾，坚筋骨，活血脉。少佐补骨脂补肾温阳，固精止遗。诸药相合，补肝肾，益精血，壮筋骨，乌须发，故以"美髯"名之。

【临床应用】

1. 辨证要点 以须发早白，遗精早泄，腰酸背痛为辨证要点。

2. **配伍应用** 肾阴虚明显者，配伍六味地黄丸；血虚重者，配伍阿胶。

3. **现代应用** 脱发，生殖功能障碍等，证见肝肾不足者。

【**用法与用量**】开水冲服。1次1袋，1日2次。

第三节 气血双补类

气血双补中成药，具有补益气血之功。适用于气血两虚证，症见面色无华，头晕目眩，心悸气短，语声低微，舌淡苔白，脉细弱等。常用熟地黄、当归、白芍、阿胶、人参、黄芪、白术等并用组成方剂。代表成药有十全大补丸、人参养荣丸、乌鸡白凤丸等。

十全大补丸

（《中国药典》2020年版一部）

【**组成**】党参80g　炒白术80g　茯苓80g　炙甘草40g　当归120g　川芎40g　酒白芍80g　熟地黄120g　炙黄芪80g　肉桂20g

【**制法**】以上10味，粉碎成细粉，过筛，混匀。每100g粉末用炼蜜35～50g加适量的水泛丸，干燥，制成水蜜丸；或加炼蜜100～120g制成大蜜丸。

【**性状**】本品为棕褐色至黑褐色的水蜜丸或大蜜丸；气香，味甘而微辛。

【**功用**】温补气血。

【**主治**】气血两虚证。症见面色萎黄，气短心悸，头晕自汗，体倦乏力，四肢不温，月经量多，妇女崩漏，以及疮疡不敛；舌质淡苔薄白，脉细弱。

【**方解**】本药治证乃因气血不足所致。治宜气血双补。方中党参、熟地黄益气补血，为君药。黄芪、白术、茯苓补气健脾，助党参益气补脾，资助生化之源；当归、白芍养血和营，助熟地黄补益阴血，共为臣药。佐以川芎活血行气，使全方补而不滞；气属阳，气虚日久，阳亦衰，故以肉桂温补元阳，以鼓舞气血化生，且助川芎行血活血。炙甘草和中益气，调和诸药，为佐使药。诸药合用，共收温补气血之功。

【**临床应用**】

1. **辨证要点** 本药为治疗气血两虚证的常用成药。临床应用以气短体倦，心悸眩晕，四肢不温，舌淡苔白，脉细弱为辨证要点。

2. **配伍应用** 伴有饮食不消者，配伍保和丸。

3. **现代应用** 贫血、白细胞减少症、慢性肝炎、神经衰弱、末梢神经炎、妇科月经量多及功能性子宫出血、产后虚弱，以及抗癌辅助治疗，防治放、化疗不良反应等，证属气血两虚者。

4. **应用注意** 不宜和感冒类药同时服用。不宜同时服用藜芦、五灵脂、海藻、大戟、芫花、甘遂及由其组成的制剂。服药期间饮食宜清淡，忌食辛辣、油腻、生冷及不易消化的食物；戒烟酒。孕妇忌用。过量服用可能引起口干、便干、舌红、苔黄等不适症状，应立即停药。

【药理研究】现代药理研究表明，本药主要有促进造血功能，增强机体免疫功能，以及对抗肿瘤药的增效减毒作用；并可增强抗缺氧和耐寒能力，抗衰老，调节中枢神经活动，提高机体适应性等。

【用量与用法】口服。水蜜丸1次6g，大蜜丸1次1丸，1日2～3次。

【其他剂型】本药还有浓缩丸、酒剂、颗粒剂、膏剂、片剂、合剂、口服液等剂型。

人参养荣丸

（《中国药典》2020年版一部）

【组成】人参100g　白术（土炒）100g　茯苓75g　炙甘草100g　当归100g　熟地黄75g　白芍（麸炒）100g　炙黄芪100g　陈皮100g　制远志50g　肉桂100g　五味子（酒蒸）75g

【制法】以上12味，粉碎成细粉，过筛，混匀。另取生姜50g，大枣100g，分别加水煎煮至味尽，滤过，滤液浓缩至相对密度为1.25（80℃）的清膏。每100g粉末加炼蜜35～50g与生姜、大枣液，泛丸，干燥，制成水蜜丸；或加炼蜜90～100g与生姜、大枣液拌匀，制成大蜜丸，即得。

【性状】本品为棕褐色的水蜜丸或大蜜丸；味甘、微辛。

【功用】益气补血，养心安神。

【主治】心脾不足，气血两虚证。症见倦怠无力，食少无味，惊悸健忘，夜寐不安，咽干唇燥，形体消瘦，行动咳喘；舌淡苔白，脉细弱或虚大无力。

【方解】本药治证乃因心脾不足，气血两虚所致。治宜益气补血，养心安神。方以人参大补元气，养心补脾，使气血生化有源；酸寒之白芍养血敛阴，兼清虚热；二药合用，益气养血，共为君药。当归、熟地黄助白芍补血养血；黄芪、白术、茯苓助人参补脾益气，黄芪、白术并能固表止汗；以上诸药共为臣药。肉桂鼓舞气血生长；陈皮醒脾和胃，理气行滞，使补而不滞，滋而不腻；五味子补益心肾，宁心安神，敛肺止汗；远志安神定志；四药共为佐药。生姜、大枣补脾和胃，以助气血之化生；炙甘草和中益气，调和诸药，共为佐使。诸药合用，共奏益气补血、养心安神之功。

【临床应用】

1.辨证要点　本药是治疗心脾气血两虚，心神失宁的常用成药。临床应用以气短乏力，心悸失眠，口干唇燥，舌淡红，脉细弱为辨证要点。

2.配伍应用　伴饮食不消者，配伍保和丸。

3.现代应用　贫血、病后虚弱、神经衰弱、溃疡久不愈合等慢性虚弱性疾病，抗癌辅助治疗及防治放、化疗不良反应等，证属气血两虚者。

4.应用注意　不宜和感冒类药同时服用。不宜同时服用藜芦、五灵脂、海藻、大戟、芫花、甘遂或由其组成的制剂。药后不宜喝茶和食萝卜，以免影响药效。气血两虚证兼寒象者及孕妇不宜。

【药理研究】现代药理研究表明，本药主要有促进造血功能、调节免疫、提高学习记忆能力、防治抗结核药引起的肝损害等作用。

【用量与用法】口服。水蜜丸 1 次 6g，大蜜丸 1 次 1 丸，1 日 1～2 次。

【其他剂型】本药还有膏剂。

乌鸡白凤丸

（《中国药典》2020 年版一部）

【组成】乌鸡（去毛爪肠）640g 鹿角胶 128g 鳖甲（制）64g 牡蛎（煅）48g 桑螵蛸 48g 人参 128g 黄芪 32g 当归 144g 白芍 128g 香附（醋制）128g 天冬 64g 甘草 32g 地黄 256g 熟地黄 256g 川芎 64g 银柴胡 26g 丹参 128g 山药 128g 芡实（炒）64g 鹿角霜 48g

【制法】以上 20 味，熟地黄、地黄、川芎、鹿角霜、银柴胡、芡实、山药、丹参 8 味粉碎成粗粉，其余乌鸡等 12 味，分别酌予碎断，置罐中，另加黄酒 1500g，加盖封闭，隔水炖至酒尽，取出，与上述粗粉混匀，低温干燥，再粉碎成细粉，过筛，混匀。每 100g 粉末加炼蜜 30～40g 和适量的水制丸，干燥，制成水蜜丸；或加炼蜜 90～120g 制成小蜜丸或大蜜丸。

【性状】本品为黑褐色至黑色的水蜜丸、小蜜丸或大蜜丸；味甜、微苦。

【功用】补气养血，调经止带。

【主治】气血两虚证。症见身体瘦弱，腰膝酸软，月经不调，崩漏带下；舌淡苔白，脉细弱。

【方解】本药治证因气血两虚，阴精不足，冲任失养所致。治宜补益气血，调养冲任。方中乌骨鸡味甘性平，长于补肝肾，益气血，养冲任，《本草纲目》谓其"补虚劳羸弱……益产妇，治女人崩中带下虚损诸病"，用为君药。生熟地黄、当归、白芍补肝血，益冲任，调经水；人参、黄芪、山药补气健脾，资助生化之源，助君药补益气血，共为臣药。鹿角胶温肾助阳，益精养血；鹿角霜固肾收涩，固经止带，加牡蛎、芡实、桑螵蛸以增强鹿角霜的收涩之功；丹参、川芎、香附活血行气，疏肝调经，又可使诸补药补而不滞；鳖甲、天冬、银柴胡滋阴潜阳，清退虚热，共为佐药。甘草调和诸药，为使药。全方诸药合用，气血双补、阴阳兼顾、肝肾同调，且多用血肉有情之品，故其补益之力颇强。妇人"以血为本""以肝为先天"，本药气血双补、肝肾同调，尤以养血补肝为主，擅长调治多种妇科疾病，诚为妇科调补之良药。

【临床应用】

1.辨证要点 本药是妇科调经止带的常用成药。临床应用以月经不调，崩漏带下，伴腰膝酸软，面色无华，舌淡苔白，脉细弱为辨证要点。

2.配伍应用 伴肝郁气滞，月经不调者，配伍逍遥丸；伴血瘀，月经不调者，配伍益母草膏。

3.现代应用 月经不调、痛经、功能性子宫出血、产后恶露不尽、带下过多、男子体虚、慢性肝炎、原发性血小板减少性紫癜，以及隐匿性肾炎、中风病后痴呆、斑秃、荨麻疹、前列腺增生、遗精、阳痿、精液不液化、更年期综合征、神经性耳鸣等，证属气血两虚，冲任失养者。

4.应用注意 本品宜用于虚证，病证属实者不宜；孕妇忌用。不宜同时服用藜芦、五灵脂、海藻、大戟、芫花、甘遂及由其组成的制剂。药后不宜喝茶和吃萝卜，以免影响药效。服药期间少食生冷、辛辣刺激之品。本药内含丹参，不宜与士的宁、麻黄碱、山梗菜碱、维生素 B_1、维生素 B_6 等同时服用，因丹参所含的水溶性成分等活性物质，主要为酚羟基的酸性化合物，具有鞣质的特性，能与上述药物中的某些成分结合产生沉淀，以致降低药物的疗效。

【药理研究】现代药理研究表明，本药主要有性激素样及促皮质激素样作用，以及抑制子宫平滑肌收缩、促进造血功能、止血、降血脂、镇痛、增强免疫力、抗肝损伤、抗炎等作用。

【用量与用法】口服。水蜜丸 1 次 6g，小蜜丸 1 次 9g，大蜜丸 1 次 1 丸，1 日 2 次。

【其他剂型】本药还有软胶囊、胶囊、颗粒剂、膏剂等剂型。

八珍颗粒

（《中国药典》2020 年版一部）

【处方】党参60g　炒白术60g　茯苓60g　炙甘草30g　当归90g　炒白芍60g　川芎45g　熟地黄90g

【制法】以上八味，当归、川芎和炒白术先后用95%乙醇、50%乙醇分别加热回流提取 2 小时，滤过，滤液合并，回收乙醇，滤过，滤液备用；药渣与其余党参等五味加水煎煮 2 次，每次 1.5 小时，滤过，滤液合并，加入上述备用滤液，浓缩至适量，加入蔗糖和适量糊精，混匀，制成颗粒，干燥，制得 1000g；或加入适量的可溶性淀粉及矫味剂，制成颗粒，干燥，制成 300g，即得。

【功用】补气益血。

【主治】气血两虚，面色萎黄，食欲不振，四肢乏力，月经过多。

【方解】方中熟地黄、党参甘温益气养血，为君药。当归辛苦温补血；白芍酸苦微寒，养血和营，协助熟地益心生血，调和肝脾；白术苦温，健脾燥湿；茯苓甘淡，益脾渗湿，协助党参补脾肺之气，以助气血生化之源，共为臣药；川芎辛温，活血行气；炙甘草补中益气，共为佐使药。诸药合用，共奏补气养血之功。主治气血两虚证。

【临床应用】

1.辨证要点 本方是治疗气血两虚证的常用方。临床应用以气短乏力，心悸眩晕，舌淡，脉细无力为辨证要点。

2.配伍应用 伴食欲不振者，配伍保和丸；伴血虚重者，配伍阿胶；伴气血不足，失眠者，配伍枣仁安神胶囊。

3.现代应用 本方常用于病后虚弱、各种慢性病，以及妇女月经不调等，证属气血两虚者。

4.应用注意 感冒及体实有热者慎用。服药期间忌辛辣、油腻、生冷食物。

【药理作用】本品能提高造血功能，提高免疫功能，改变血流流变性等。

【用法与用量】开水冲服。1次1袋，1日2次。

【其他剂型】本品还有丸剂、胶囊剂等剂型。

第四节　补阴类

补阴中成药，具有滋养肝肾、益精填髓之功。适用于阴虚证，症见形体消瘦，头晕耳鸣，腰膝酸软，口燥咽干，五心烦热，甚则骨蒸潮热，干咳咯血，盗汗遗精，舌红少苔，脉细数等。常用补阴药如熟地黄、天冬、麦冬、北沙参、阿胶、龟甲、鳖甲等为主组成方剂。代表成药有六味地黄丸、明目地黄丸、左归丸、耳聋左慈丸、河车大造丸、五子衍宗丸等。

六味地黄丸

（《中国药典》2020年版一部）

【组成】熟地黄160g　酒萸肉80g　山药80g　泽泻60g　牡丹皮60g　茯苓60g

【制法】以上6味，粉碎成细粉，过筛，混匀。每100g粉末加炼蜜35～50g与适量的水制丸，干燥，制成水蜜丸；或加炼蜜80～110g制成小蜜丸或大蜜丸。

【性状】本品为棕黑色的水蜜丸，棕褐色至黑褐色的小蜜丸或大蜜丸；味甜而酸。

【功用】滋阴补肾。

【主治】肾阴不足证。症见腰膝酸软，眩晕耳鸣，盗汗遗精，或骨蒸潮热，手足心热，口燥咽干，或消渴，小便淋沥，或虚火牙痛，或足跟痛，以及小儿囟开不合；舌红少苔，脉细数。

【方解】本药治证乃因肾阴亏虚所致。治宜滋阴补肾，"壮水之主，以制阳光"。方中重用熟地黄滋阴补肾，填精益髓，为君药。酒萸肉滋养肝肾，秘涩精气；山药健脾补虚，涩精固肾，补后天以充先天，共为臣药。君臣相配，肝脾肾三阴并补，而以补肾阴为主，是为"三补"。肾为水脏，肾元虚馁每致水浊内停，故又以泽泻利湿而泄肾火，并防熟地黄之滋腻恋邪；阴虚阳失所制，相火妄动，故以牡丹皮清泻相火，并制山茱萸之温涩；茯苓渗湿健脾，既助泽泻以泻肾浊，又助山药之健运以充养后天。以上三药是为"三泻"，均为佐药。全方配合，三补三泻，以补为主，补而不滞，滋而不腻，涩不恋邪，相辅相成，构成滋补肾阴、通补开合之剂。

【临床应用】

1.辨证要点　本药为滋阴补肾的常用中成药，主治肾阴亏虚证。临床应用以腰膝酸软，眩晕耳鸣，手足心热，舌红少苔，脉沉细数为辨证要点。

2.配伍应用　伴血虚者，配伍当归补血口服液；伴气虚者，配伍补中益气丸或四君子丸；伴遗精者，配伍金锁固精丸。

2.现代应用　慢性肾炎、高血压病、糖尿病、肺结核、肾结核、甲状腺功能亢进、更年期综合征、中心性视网膜炎、视神经炎、白内障、无排卵性功能性子宫出血等，证属肾阴虚者。

3. 应用注意　脾虚运化乏力，食少便溏者，宜慎用。服药期间，忌食辛辣之品。

【药理研究】现代药理研究表明，本药主要有增强免疫功能、调节内分泌、延缓衰老、抗疲劳、抗低温、耐缺氧、降血脂、降血糖、抗肿瘤、抗应激、增强性功能、改善肾功能、促进新陈代谢及较强的强壮作用。

【用量与用法】口服。水蜜丸 1 次 6g，小蜜丸 1 次 9g，大蜜丸 1 次 1 丸，1 日 2 次。

【其他剂型】本药还有软胶囊、胶囊、颗粒剂、片剂、滴丸、浓缩丸、水蜜薄膜衣丸、口服液等剂型。

麦味地黄丸

（《中国药典》2020 年版一部）

【处方】麦冬 60g　五味子 40g　熟地黄 160g　牡丹皮 60g　茯苓 60g　酒萸肉 80g　山药 80g　泽泻 60g

【制法】以上 8 味，粉碎成细粉，过筛，混匀。每 100g 粉末用炼蜜 35 ~ 50g 加适量的水泛丸，干燥，制成水蜜丸；或加炼蜜 80 ~ 110g 制成小蜜丸或大蜜丸，即得。

【性状】本品为棕黑色的水蜜丸、黑褐色的小蜜丸或大蜜丸；味微甜而酸。

【功用】滋肾养肺。

【主治】肺肾阴亏，潮热盗汗，咽干咳嗽，眩晕耳鸣，腰膝酸软，消渴。

【方解】方中重用熟地黄滋阴补肾、填精益髓，为君药。酒萸肉滋养肝肾，秘涩精气；山药健脾补虚，涩精固肾，补后天以充先天，共为臣药。泽泻利湿而泄肾浊，并防熟地黄之滋腻恋邪；牡丹皮清泻相火，并制酒萸肉之温涩；茯苓渗湿健脾，既助泽泻以泻肾浊，又助山药之健运以充养后天；麦冬、五味子敛肺滋阴，均为佐药。全方配伍，达滋养肺肾、敛肺止咳之效。

【临床应用】

1. 辨证要点　以咽干咳嗽，腰膝酸软，潮热盗汗为辨证要点。

2. 配伍应用　伴肺气虚者，配伍补中益气丸或四君子丸。

3. 现代应用　现代用于老年慢性支气管炎、肺气肿、糖尿病等。

4. 应用注意　痰浊盛者禁用。

【用法与用量】口服。水蜜丸 1 次 6g，小蜜丸 1 次 9g，大蜜丸 1 次 1 丸，1 日 2 次。

七味都气丸

（《中国药典》2020 年版一部）

【处方】醋五味子 150g　山茱萸（制）200g　茯苓 150g　牡丹皮 150g　熟地黄 400g　山药 200g　泽泻 150g

【制法】以上 7 味，粉碎成细粉，过筛，混匀。每 100g 粉末用炼蜜 30g 加适量的水泛丸，干燥，即得。

【性状】本品为黑褐色的水蜜丸；气微香，味甘、微酸。

【功用】补肾纳气，涩精止遗。

【主治】用于肾不纳气所致的喘促，胸闷，久咳，咽干，遗精，盗汗，小便频数。

【方解】方中重用熟地黄滋阴补肾，填精益髓，为君药。山茱萸滋养肝肾，秘涩精气；山药健脾补虚，涩精固肾，补后天以充先天，共为臣药。泽泻利湿而泄肾浊，并防熟地黄之滋腻恋邪；牡丹皮清泻相火，并制山茱萸之温涩；茯苓渗湿健脾，既助泽泻以泻肾浊，又助山药之健运以充养后天；五味子收涩敛阴，均为佐药。全方配伍，达滋阴补肾、纳气平喘之效。

【临床应用】

1. **辨证要点** 临床以肾阴亏虚，喘则面红足冷，咽干口燥，舌红脉细为辨证要点。

2. **配伍应用** 伴肺气虚者，配伍补中益气丸或四君子丸。

3. **现代应用** 现代用于老年慢性支气管炎、肺气肿、神经衰弱、性功能障碍、尿失禁等。

4. **应用注意** 外感咳嗽，气喘者忌服。

【用法与用量】口服。一次 9g，一日 2 次。

明目地黄丸

（《中国药典》2020 年版一部）

【组成】熟地黄 160g　酒萸肉 80g　山药 80g　泽泻 60g　牡丹皮 60g　茯苓 60g　枸杞子 60g　菊花 60g　当归 60g　白芍 60g　蒺藜 60g　煅石决明 80g

【制法】以上 12 味，粉碎成细粉，过筛，混匀。每 100g 粉末用炼蜜 35～50g 加适量的水制丸，干燥，制成水蜜丸；或加炼蜜 90～110g 制成小蜜丸或大蜜丸。

【性状】本品为黑褐色至黑色的水蜜丸，黑色的小蜜丸或大蜜丸；气微香，味先甜而后苦、涩。

【功用】滋肾，养肝，明目。

【主治】肝肾阴虚证。症见目涩畏光，视物模糊，迎风流泪，头目眩晕，腰膝酸软；舌红少苔，脉细数。

【方解】本药治证乃因肝肾阴虚，目窍失养所致。治宜补肾滋阴，养肝明目。方中重用熟地黄滋阴补肾，填精益髓；枸杞子滋补肝肾，益精明目，共为君药。山茱萸滋养肝肾，秘涩精气；山药健脾补虚，涩精固肾，补后天以充先天，共为臣药。当归、白芍补养肝血；阴虚肝阳易亢，故以石决明平肝潜阳，清肝明目；风气通于肝，肝阴虚弱，则风热易袭，故以蒺藜、菊花疏风清热，平肝疏郁，退翳明目；更以泽泻利湿而泄肾浊，并防熟地黄之滋腻恋邪；牡丹皮清泻相火，并制山茱萸之温涩；茯苓渗湿健脾，既助泽泻以泻肾浊，又助山药之健运以充养后天；三药可使补而不滞，滋而不腻，涩不恋邪，均为佐药。诸药配合，共奏补肾滋阴、养肝明目之功。

【临床应用】

1. **辨证要点** 本药为补肾益精、养肝明目的常用成药。临床应用以视物昏花，腰膝酸软，舌红少苔，脉细数为辨证要点。

2. **现代应用** 视神经萎缩、球后视神经炎、单纯性青光眼、视网膜病变、老年性白内障早期、干涩性角膜炎、老年性泪腺萎缩等，证属肝肾阴虚，目窍失养者。

3. **应用注意** 暴发火眼者忌用。

【用量与用法】口服。水蜜丸1次6g，小蜜丸1次9g，大蜜丸1次1丸，1日2次。

【其他剂型】本药还有胶囊、水蜜丸、浓缩丸等剂型。

杞菊地黄丸

（《中国药典》2020年版一部）

【处方】枸杞子40g 菊花40g 熟地黄160g 酒萸肉80g 牡丹皮60g 山药80g 茯苓60g 泽泻60g

【制法】以上8味，粉碎成细粉，过筛，混匀。每100g粉末用炼蜜35～50g加适量的水泛丸，干燥，制成水蜜丸；或加炼蜜80～110g制成小蜜丸或大蜜丸，即得。

【性状】本品为棕黑色的水蜜丸，黑褐色的小蜜丸或大蜜丸；味甜、微酸。

【功用】滋肾养肝。

【主治】肝肾阴亏，眩晕耳鸣，羞明畏光，迎风流泪，视物昏花。

【方解】方中重用熟地黄滋阴补肾，填精益髓，为君药。山茱萸滋养肝肾，秘涩精气；山药健脾补虚，涩精固肾，补后天以充先天，共为臣药。泽泻利湿而泄肾浊，并防熟地黄之滋腻恋邪；牡丹皮清泻相火，并制山茱萸之温涩；茯苓渗湿健脾，既助泽泻以泻肾浊，又助山药之健运以充养后天。枸杞子、菊花滋肾明目为佐药。全方配伍，达滋养肝肾、明目之效。

【临床应用】

1. **辨证要点** 以视物昏花，羞明畏光，迎风流泪为辨证要点。

2. **配伍应用** 伴血虚者，配伍当归补血口服液。

3. **现代应用** 视神经萎缩、球后视神经炎、老年性白内障早期、干涩性角膜炎等，证属肝肾阴虚者。

4. **应用注意** 中焦湿阻者慎用。

【用法与用量】口服。水蜜丸1次6g，小蜜丸1次9g，大蜜丸1次1丸，1日2次。

石斛夜光丸

（《中国药典》2020年版一部）

【组成】石斛30g 人参120g 山药45g 茯苓120g 甘草30g 肉苁蓉30g 枸杞子45g 菟丝子45g 地黄60g 熟地黄60g 五味子30g 天冬120g 麦冬60g 苦杏仁45g 防风30g 川芎30g 枳壳（麸炒）30g 黄连30g 牛膝45g 菊花45g 盐蒺藜30g 青葙子30g 决明子45g 水牛角浓缩粉60g 羚羊角30g

【制法】以上25味，除水牛角浓缩粉外，羚羊角锉研成细粉，其余石斛等23味粉碎成细粉，将水牛角浓缩粉与上述粉末配研，过筛，混匀。每100g粉末用炼蜜35～50g加适量的水泛丸，干燥，制成水蜜丸；或加炼蜜100～120g制成小蜜丸或大蜜丸。

【性状】本品为棕色的水蜜丸，棕黑色的小蜜丸或大蜜丸；味甜而苦。

【功用】滋阴补肾，清肝明目。

【主治】肝肾不足，阴虚火旺证。症见内障目暗，视物昏花，迎风流泪，头晕目眩；舌红少苔，脉细数。

【方解】本药治证乃因肝肾阴精不足，不能上注于目，目窍睛珠失养所致。治宜滋阴补肾，清肝明目。方中石斛、天冬、麦冬、生地黄、五味子滋阴补肾，壮水制火；熟地黄、菟丝子、枸杞、肉苁蓉、牛膝益肝血，强肾精；人参、山药、茯苓、甘草益气健脾，资生气血，升运精血于目，目得濡养则视物清明。阴不制阳，肝火上扰，故以黄连、羚羊角、水牛角、青葙子清肝泻火，退翳明目。风气通于肝，肝阴虚弱，则风热易袭，故以菊花、蒺藜、草决明、防风清热祛风，清肝明目；川芎、杏仁、枳壳行气活血，条达肝气，与养血补肝之品同用，体用兼顾，则肝和目明。诸药合用，共奏补肝肾、益精血、清肝明目之功。

【临床应用】

1. **辨证要点**　本药为中医眼科著名方剂，是治肝肾不足之内障眼疾的常用成药。临床应用以视物模糊，或眼前出现黑花，头目眩晕，舌红少苔，脉细数为辨证要点。

2. **现代应用**　老年性白内障、慢性单纯性青光眼、视网膜炎、脉络膜炎、视神经萎缩，以及神经性头痛、高血压等，证属肝肾不足，阴虚火扰者。

3. **应用注意**　肝经风热，肝火上炎者及暴发火眼者忌用。不宜同时服用藜芦、五灵脂及由其组成的制剂。不宜喝茶、吃萝卜，以免影响药效。忌烟酒、辛辣刺激性食物。

【用量与用法】口服。水蜜丸1次6g，小蜜丸1次9g，大蜜丸1次1丸，1日2次。

【其他剂型】本药还有颗粒剂。

耳聋左慈丸

（《中国药典》2020年版一部）

【组成】磁石（煅）20g　熟地黄160g　山茱萸（制）80g　山药80g　泽泻60g　牡丹皮60g　茯苓60g　竹叶柴胡20g

【制法】以上8味，粉碎成细粉，过筛，混匀。每100g粉末用炼蜜30～50g加适量的水制成水蜜丸，干燥；或加炼蜜90～110g制成大蜜丸。

【性状】本品为棕黑色的水蜜丸，或为黑褐色的大蜜丸；味甜，微酸。

【功用】滋肾平肝。

【主治】肝肾阴虚证。症见耳鸣耳聋，头晕目眩，视物不清，腰膝酸软；舌红少苔，脉细弱。

【方解】本药治证乃因肝肾阴虚，肾窍失养所致。治宜滋补肝肾，充养肾窍。方中重用熟地黄滋阴补肾，填精益髓，上荣肾窍；磁石平肝潜阳，补肾益阴，聪耳明目，共为君药。山茱萸滋养肝肾，秘涩精气；山药健脾补虚，涩精固肾，补后天以充先天，共为臣药。泽泻利湿而泄肾浊，并防熟地黄之滋腻恋邪；牡丹皮清泻相火，并制山茱萸之温涩；茯苓渗湿健脾，既助泽泻以泻肾浊，又助山药之健运以充养后天，三药合用，可使补而不滞，滋而不腻，涩不恋邪；柴胡疏肝解郁，并以其疏散之性使补药补而不滞，均为佐药。诸药配合，共奏补肾平肝、聪耳明目之功。

【临床应用】

1. 辨证要点 本药是治疗肝肾阴精不足之耳鸣耳聋的常用成药。临床应用以耳鸣耳聋，头晕目眩，腰膝酸软，舌红少苔，脉细数为辨证要点。

2. 现代应用 药物中毒性耳聋、神经性耳聋、突发性耳聋、耳源性眩晕、白内障等，证属肝肾阴虚者。

3. 应用注意 禁与四环素类药物使用。

【药理研究】 现代药理研究表明，本药主要有镇静、减弱庆大霉素对耳神经的毒性等作用。

【用量与用法】 口服。水蜜丸 1 次 6g，大蜜丸 1 次 1 丸，1 日 2 次。

【其他剂型】 本药还有浓缩丸。

左归丸

（《卫生部颁药品标准：中药成方制剂》第一册）

【组成】 熟地黄 200g　菟丝子 100g　牛膝 75g　龟板胶 100g　鹿角胶 100g　山药 100g　山茱萸 100g　枸杞子 100g

【制法】 以上 8 味，除鹿角胶、龟板胶外，熟地黄等 6 味粉碎成细粉，过筛，混匀，鹿角胶、龟板胶烊化，与上述细粉混匀。每 100g 粉末加炼蜜 10g 与适量的水，泛丸，干燥，即得。

【性状】 本品为黑色水蜜丸；气微腥，味酸、微甜。

【功用】 滋阴补肾，填精益髓。

【主治】 真阴不足证。症见眩晕耳鸣，腰酸腿软，遗精滑泄，小便淋沥，盗汗自汗，口燥舌干；舌光少苔，脉细。

【方解】 本药治证乃因真阴不足，精髓亏损所致。治宜壮水之主，以培补肾之真阴。方中重用熟地黄滋肾益精，以填补真阴，为君药。山茱萸养肝滋肾，涩精敛汗；山药补脾益阴，滋肾固精；枸杞补肾益精，养肝明目；龟鹿二胶皆血肉有情之品，峻补精髓，龟胶偏于补阴，鹿胶长于补阳，于补阴之中配用补阳药，体现了"阳中求阴"的理论法则，以上共为臣药。菟丝子平补肾之阴阳，固肾涩精，更助诸药补肾固精之功；牛膝益肝肾，强腰膝，健筋骨，共为佐药。全方配合，共奏滋阴补肾、填精益髓之功，诚为峻补真阴、纯甘壮水之代表成药。

【临床应用】

1. 辨证要点 本药属纯甘补阴之剂，是治疗真阴不足证的常用成药。临床应用以头目眩晕，腰膝酸软，舌红少苔，脉细为辨证要点。

2. 配伍应用 遗精滑泄者，配伍金锁固精丸。

3. 现代应用 慢性支气管炎、慢性肾炎、高血压病、老年性痴呆，以及慢性腰肌劳损、不孕症、再生障碍性贫血、耳源性眩晕、神经官能症等，证属肾阴不足者。

4. **应用注意**　脾虚不运或大便溏泄者，应慎用本药。

【**药理研究**】现代药理研究表明，本药主要有调节神经内分泌功能、改善物质代谢、增强免疫功能等作用。

【**用量与用法**】口服。1 次 9g，1 日 2 次。

河车大造丸

（《中国药典》2020 年版一部）

【**组成**】紫河车 100g　熟地黄 200g　天冬 100g　麦冬 100g　盐杜仲 150g　牛膝（盐炒）100g　盐黄柏 150g　醋龟甲 200g

【**制法**】以上 8 味，粉碎成细粉，过筛，混匀。每 100g 粉末用炼蜜 30 ～ 40g 加适量的水泛丸，干燥，制成水蜜丸；或加炼蜜 80 ～ 100g 制成小蜜丸或大蜜丸。

【**性状**】本品为黑褐色的水蜜丸、小蜜丸或为大蜜丸；气微香，味苦、甘。

【**功用**】滋阴清热，补肾益肺。

【**主治**】肺肾两亏，阴虚内热证。症见虚劳咳嗽，骨蒸潮热，盗汗遗精，头晕耳鸣，腰膝酸软，舌红少苔，脉细数。

【**方解**】本药治证乃因久病伤阴，肺肾两亏，阴虚内热所致。治宜滋阴清热，补肾益肺。方中紫河车味甘、咸，性温，补肾益精，补气益血，为君药。熟地黄、龟甲滋阴补血，益肾填精，壮水制火，为臣药。黄柏苦寒清泻相火，以泻火坚阴；杜仲、牛膝滋补肾阴，强壮腰膝；麦冬、天冬上以清养肺金，下可滋阴壮水，共为佐药。诸药合用，肺肾并补，金水相生，标本兼治，正本清源，共奏滋阴清热、补肾益肺之功。

【**临床应用**】

1. **辨证要点**　本药是治疗肺肾两亏，阴虚内热证的常用成药。临床应用以干咳，潮热，口咽干燥，头晕耳鸣，舌红少苔，脉细数为辨证要点。

2. **现代应用**　肺结核、淋巴结核、骨结核、慢性肝炎、慢性肾炎、结缔组织病、高血压病、甲状腺功能亢进、更年期综合征、再生障碍性贫血、不育不孕等，证属肺肾两亏或阴精亏虚，阴虚内热者。

3. **应用注意**　脾胃虚弱，食少便溏者不宜。服药期间，忌食辛辣、油腻、生冷食物。

【**药理研究**】现代药理研究表明，本药主要有促进造血功能、提升白细胞、增强机体免疫功能等作用。

【**用量与用法**】口服。水蜜丸 1 次 6g，小蜜丸 1 次 9g，大蜜丸 1 次 1 丸，1 日 2 次。

【**其他剂型**】本药还有胶囊剂。

五子衍宗丸

（《中国药典》2020 年版一部）

【**组成**】枸杞子 400g　菟丝子（炒）400g　覆盆子 200g　五味子（蒸）50g　盐车

前子100g

【制法】以上5味，粉碎成细粉，过筛，混匀。每100g粉末用炼蜜35～50g加适量的水制丸，干燥，制成水蜜丸；或加炼蜜80～90g制成小蜜丸或大蜜丸。

【性状】本品为棕褐色的水蜜丸，棕黑色的小蜜丸或为大蜜丸；味甜、酸、微苦。

【功用】补肾益精。

【主治】肾虚精亏证。症见阳痿不育，遗精早泄，腰痛，神疲乏力，眩晕耳鸣，尿后余沥；舌淡苔白，脉细弱。

【方解】本药所治多因肾虚精亏，封藏不固所致。治宜补肾益精，固摄精关。方中重用枸杞子平补肝肾，填精补血，为君药。菟丝子益肾精，补肾阳，有"阳中求阴"之妙用，并能固精缩尿，为臣药。覆盆子固精缩尿，补益肝肾；五味子补中寓涩，滋肾阴，涩精止遗；妙在车前一味，淡渗泄浊，使全方补而不滞，涩中兼通，共为佐药。诸药合用，共奏补肾益精之功。

【临床应用】

1. **辨证要点** 本药为治疗肾虚精亏，封藏不固所致遗精、早泄、阳痿、精液清冷不育等病证的常用成药。临床应用以遗精滑泄，腰酸耳鸣，精神疲惫，尿后余沥，舌淡苔白，脉细弱为证治要点。

2. **配伍应用** 肾阴虚明显者，配伍六味地黄丸；肾阳虚明显者，配伍桂附八味丸。

3. **现代应用** 性功能低下、不育不孕、腰痛、慢性前列腺炎等，证属肾虚精亏者。

4. **应用注意** 忌食生冷、辛辣等刺激性食物。节制房事。

【药理研究】现代药理研究表明，本药主要有抗疲劳、增强性功能、抗骨质疏松、降血糖、降血脂、保护肝功能等作用。

【用量与用法】口服。水蜜丸1次6g，小蜜丸1次9g，大蜜丸1次1丸，1日2次。

【其他剂型】本药还有片剂、颗粒剂、胶囊、软胶囊、口服液、浓缩丸等剂型。

大补阴丸

（《中国药典》2020年版一部）

【处方】熟地黄120g　盐知母80g　盐黄柏80g　醋龟甲120g　猪脊髓160g

【制法】以上5味，熟地黄、盐黄柏、龟甲、盐知母粉碎成粗粉，猪脊髓置沸水中略煮，除去外皮，与上述粗粉拌匀，干燥，粉碎成细粉，过筛，混匀。每100g粉末加炼蜜10～15g与适量的水制成水蜜丸，干燥；或每100g粉末加炼蜜80～100g制成大蜜丸，即得。

【性状】本品为深棕黑色的水蜜丸，或为黑褐色大蜜丸；味苦、微甜带涩。

【功用】滋阴降火。

【主治】阴虚火旺，潮热盗汗，咳嗽咯血，耳鸣遗精。

【方解】本药用熟地黄滋补真阴，填精益髓；龟甲滋阴潜阳，补肾健骨。二药相须，补阴固本，滋水亦可制火，共为君药。相火既动，必滋清降，故以黄柏之苦寒降泄，"专泄肾与膀胱之火"（《药品化义》）；知母味苦性寒质润，既能清泄肺、胃、肾三经之火，又能滋三经之阴。知母、黄柏相须为用，知母滋阴清热，黄柏虽无滋阴之功，却属"坚阴"之品，二者善能清降阴虚之火，用以为臣。丸用猪脊髓补髓养阴，蜂蜜补中润燥，共增滋补真阴之效，是为佐药。合而成方，既滋阴，又降火，但龟甲、熟地黄的用量略多，以滋阴培本为主，故曰"大补阴丸"，实乃补泻并施之方。

【临床应用】

1. **辨证要点**　以潮热盗汗，耳鸣遗精为辨证要点。

2. **配伍应用**　遗精者，配伍金锁固精丸。

3. **现代应用**　本方常用于治疗甲状腺功能亢进、肾结核、骨结核、糖尿病等，属阴虚火旺者。

4. **应用注意**　若脾胃虚弱，食少便溏，以及火热属于实证者不宜使用。

【用法与用量】口服。水蜜丸 1 次 6g，1 日 2～3 次；大蜜丸 1 次 1 丸，1 日 2 次。

玄麦甘桔颗粒

（《中国药典》2020 年版一部）

【处方】玄参 80g　麦冬 80g　甘草 80g　桔梗 80g

【制法】以上 4 味，加水煎煮 3 次，第 1 次 1.5 小时，第 2、3 次各 1 小时，合并煎液，滤过，滤液静置 12 小时，取上清液浓缩至相对密度为 1.32～1.35（65℃）的稠膏。取稠膏，加入适量的蔗糖及糊精，制成颗粒，干燥，制成 1000g；或加蔗糖适量，混匀，制成颗粒，干燥，制成 600g（低蔗糖）；或加糊精适量，混匀，制成颗粒，干燥，制成 500g（无蔗糖），即得。

【性状】本品为浅棕色至浅棕褐色的颗粒；味甜。

【功用】滋阴清热，祛痰利咽。

【主治】阴虚火旺证。症见口鼻干燥，咽喉肿痛，干燥灼热，干咳少痰；舌红少津，脉细数。

【方解】本药治证乃因阴虚火旺所致。治宜滋阴清热，祛痰利咽。方中玄参甘寒养阴，苦寒清热，具有滋阴降火、利咽消肿之功，故为君药。麦冬养阴润肺，清热生津，益胃利咽，加强君药养阴润喉的功效，为臣药。桔梗宣肺祛痰利咽，为佐药；甘草清热解毒利咽，调和药性，为佐使药。诸药合用，共奏滋阴清热、祛痰利咽之功。

【临床应用】

1. **辨证要点**　本药为治疗阴虚火旺之咽痛、咽干的常用成药。临床应用以口鼻干燥，咽喉肿痛，干咳少痰，舌红少津，脉细数为辨证要点。

2. **配伍应用**　虚火上炎，咽喉肿痛者，配伍知柏地黄丸。

3. **现代应用**　急、慢性扁桃体炎，急、慢性咽炎，急性喉炎，急、慢性支气管炎等，证属阴虚火旺者。

4. **应用注意**　表证未解，或痰湿内盛者忌服；风热喉痹、乳蛾者慎用。服药期间，忌食辛辣、油腻、鱼腥食物，戒烟酒。

【药理研究】现代药理研究表明，本药主要有镇咳、祛痰、平喘、抗炎、镇痛和抗病原微生物等作用。

【用法与用量】开水冲服。1 次 10g, 1 日 3 ～ 4 次。

【其他剂型】本药还有含片。

百合固金丸

(《中国药典》2020 年版一部)

【处方】百合 100g 地黄 200g 熟地黄 300g 麦冬 150g 玄参 80g 川贝母 100g 当归 100g 白芍 100g 桔梗 80g 甘草 100g

【制法】以上 10 味,粉碎成细粉,过筛,混匀。每 100g 粉末加炼蜜 20 ～ 30g 加适量的水泛丸,干燥,制成水蜜丸;或加炼蜜 70 ～ 90g 制成大蜜丸,即得。

【性状】本品为黑褐色的水蜜丸,或大蜜丸;味微甜。

【功用】养阴润肺,化痰止咳。

【主治】肺肾阴虚,虚火上炎证。症见燥咳少痰,痰中带血,咽干喉痛,咳声嘶哑,头晕目眩,午后潮热;舌红少苔,脉细数。

【方解】本药治证乃因肺肾阴虚,虚火上炎所致。治宜养阴润肺,化痰止咳。方中百合滋阴清热,润肺止咳,生地黄、熟地黄滋肾益阴,生地黄且能凉血止血,共为君药。麦冬甘寒,滋阴清热,润肺生津;玄参养阴清热,共为臣药。贝母化痰止咳,当归、白芍养血和阴,桔梗止咳祛痰,共为佐药。甘草调和诸药,为使药。诸药合用,共奏养阴润肺、化痰止咳之功。

【临床应用】

1. 辨证要点 本药为治疗肺肾阴虚,虚火上炎所致燥咳的常用成药。临床应用以干咳少痰,痰中带血,口燥咽干,舌红少苔,脉细数为辨证要点。

2. 配伍应用 伴气虚者,配伍四君子丸或补中益气丸。

3. 现代应用 慢性支气管炎、肺结核、支气管扩张、慢性咽炎、萎缩性鼻炎、特发性肺纤维化、肺癌鼻咽癌化疗术后、肺手术后等,证属肺肾阴虚,虚火上炎者。

4. 应用注意 外感咳嗽、寒湿痰喘、痰热喘咳者忌用;脾虚便溏、食欲不振者慎用。忌食辛辣燥热、油腻之品。

【药理研究】现代药理研究表明,本药主要有祛痰、镇咳、抗炎、抗病原微生物、镇痛、镇静和免疫调节等作用。

【其他剂型】本药还有浓缩丸、口服液、颗粒剂等剂型。

消渴丸

(《中国药典》2020 年版一部)

【处方】葛根 265g 地黄 159g 黄芪 53g 天花粉 265g 玉米须 265g 南五味子 53g 山药 26.5g 格列本脲 0.25g

【制法】以上 8 味,葛根、地黄、玉米须、天花粉加水煎煮 5 小时,滤过,滤液浓缩至适量;黄芪、南五味子、山药粉碎成细粉,与上述部分浓缩液拌匀,干燥,粉碎,过筛，混匀，用剩余的浓缩液制丸，干燥，加入格列本脲，用黑氧化铁和滑石粉的糊精液包衣，制成 1000 丸，即得。

【性状】本品为黑色的包衣浓缩丸；味甘、酸、微涩。

【功用】滋肾养阴，益气生津。

【主治】消渴气阴两虚证。症见多饮，多尿，多食，消瘦，体倦乏力，眠差腰痛；舌嫩红而干，苔少，脉细数无力。2 型糖尿病见上述证候者。

【方解】本药治证乃因气阴两虚所致。治宜滋肾养阴，益气生津。方中地黄滋肾养阴，清热生津，为君药。葛根、黄芪补脾升阳，生津止渴，共为臣药。天花粉、五味子、山药益气养阴，生津止渴，固敛阴津，为佐药。玉米须利小便而引热下行，为佐使药。所含西药成分格列本脲有降糖作用。诸药合用，共奏滋肾养阴、益气生津之功。

【临床应用】

1. **辨证要点**　本药为治疗气阴两虚所致消渴证的常用成药。临床应用以多饮，多尿，多食，消瘦，体倦乏力，舌嫩红，脉细数无力为辨证要点。

2. **配伍应用**　伴气虚者，配伍四君子丸。

3. **现代应用**　2 型糖尿病等，证属气阴两虚者。

4. **应用注意**　肺阴虚或阴阳两虚消渴者慎用；禁止与磺酰脲类降糖药合用；1 型糖尿病患者和 2 型糖尿病患者伴有酮症酸中毒、昏迷、严重烧伤、感染、严重外伤和重大手术者禁用；对磺胺类药物过敏者禁用；体质虚弱、高热、老年患者、有肾上腺皮质功能减退或垂体前叶功能减退者慎用。服药期间，忌食肥甘、辛辣之品，控制饮食，注意合理的饮食结构；忌烟酒。

5. **不良反应**　有文献报道，服用本药后可偶见肠道不适，发热，皮肤过敏，严重脱发，低血糖昏迷等。

【药理研究】现代药理研究表明，本药主要有降血糖、改善血液流变性和降胆固醇等作用。

【用法与用量】口服。1 次 5 ～ 10 丸，1 日 2 ～ 3 次，饭前用温开水送服或遵医嘱。

第五节　补阳类

补阳中成药，具有温补肾阳之功。适用于肾阳不足证，症见形寒肢冷，气怯神疲，腰酸腿软，少腹拘急，小便不利或小便频数，男子阳痿早泄，女子宫寒不孕，舌质淡嫩，脉沉细无力或尺脉沉伏等。常用补阳温里药如鹿茸、淫羊藿、巴戟天、菟丝子、补骨脂、附子、肉桂等为主组成。常用的中成药有肾气丸、青娥丸、右归丸等。

金匮肾气丸

（《国家基本药物·中成药》）

【组成】肉桂 20g　附子（制）20g　熟地黄 160g　山茱萸（酒制）80g　山药 80g　泽泻 60g　牡丹皮 60g　茯苓 60g

【制法】以上8味，粉碎成细粉，过筛，混匀。每100g粉末用炼蜜35～50g加适量的水泛丸，干燥，制成水蜜丸；或加炼蜜80～110g制成小蜜丸或大蜜丸。

【性状】本品为黑褐色的大蜜丸；味酸、微甘、苦。

【功用】温补肾阳。

【主治】肾阳不足证。症见腰膝冷痛，畏寒，少腹拘急，小便不利，或小便反多，入夜尤甚，阳痿早泄，以及脚气、痰饮喘咳、消渴、水肿等；舌质淡而胖，苔薄白不燥，尺脉沉细。

【方解】本药治证治乃因肾阳不足，命门火衰，温煦、气化失常所致。治宜温补肾阳，"益火之源，以消阴翳"。方中附子、肉桂温补命门之火，以补肾阳之虚，助气化之复，共为君药。桂、附用量较小，其意不在峻补，而在温助肾中之阳，微微生火，鼓舞肾气，取"少火生气"之意。肾为水火之宅，内寄真阴真阳，无阴则阳无以化。故重用熟地黄及山茱萸、山药滋补肾中阴精，于阴中求阳，使阳得阴助而生化无穷，共为臣药。君臣配伍，阳药得阴药之柔润则温而不燥，阴药得阳药之温通则滋而不腻，阴阳互济，相得益彰。佐以泽泻、茯苓渗湿泄浊，通调水道，加之桂、附温阳化气以作动力，则更能去水湿，消阴翳；牡丹皮入血分以行血活血，配伍肉桂可调血分之滞。三药与温补肾阳之品同用，意在补中寓泻，以助肾气之振奋，并制滋阴药可能助湿碍邪之弊。综观全方，温而不燥，滋而不腻，补阴之虚以生气，助阳之弱以化水，使肾阳振奋，气化复常，则诸症自除。

【临床应用】

1. 辨证要点　本药是温补肾阳的著名中成药，主治肾阳不足证。临床应用以腰膝冷痛，畏寒，小便不利或小便反多，舌淡而胖，脉虚弱而尺部沉细为辨证要点。

2. 配伍应用　早泄者，配伍金锁固精丸。

3. 现代应用　慢性肾炎、肾性水肿、前列腺肥大、糖尿病、醛固酮增多症、性神经衰弱、更年期综合征、甲状腺功能低下、肾上腺皮质功能减退、慢性支气管哮喘、老年性白内障等，证属肾阳不足者。

4. 应用注意　阴虚不足，虚火上炎者，不宜使用。忌房欲、气恼。忌食生冷食物。

5. 不良反应　消化系统功能弱的患者服用该成药可引起食欲减退或呕吐、腹泻，有的出现荨麻疹。主要是由地黄引起，以酒为引或可避免。另有报道内服金匮肾气丸引起过敏1例，表现为全身瘙痒，起红色斑丘疹，伴阵发性心悸，EKG示窦性心律不齐，停药后消失，再服药上述症状又出现，停药后又消失。

【药理研究】现代药理研究表明，本药主要有降血压、降血脂、降血糖、清除自由基、延缓衰老、增强免疫功能、改善内分泌、利尿等作用。

【用量与用法】口服。水蜜丸1次6g，小蜜丸1次9g，大蜜丸1次1丸，1日2次。

青娥丸

（《中国药典》2020年版一部）

【组成】盐杜仲480g　盐补骨脂240g　核桃仁（炒）150g　大蒜120g

【制法】以上4味，将大蒜蒸熟，干燥，与盐杜仲、盐补骨脂粉碎成细粉，过筛，再将核桃仁捣烂，与上述粉末掺研，过筛，混匀。每100g粉末加炼蜜20～30g加适量的水泛丸，干燥，制成水蜜丸；或加炼蜜50～70g制成大蜜丸，即得。

【性状】本品为棕褐色至黑褐色的水蜜丸或大蜜丸；气微香，味苦、甘而辛。

【功用】补肾强腰。

【主治】肾虚腰痛。症见腰痛，起坐不利，膝软乏力；舌质淡，脉沉迟而弱。

【方解】本药治证乃因肾阳虚弱，腰膝失于温养所致。治宜补肾阳，壮腰膝。方中重用杜仲补肝肾，强腰膝，壮筋骨，为君药。补骨脂、核桃仁补肾壮阳，强健腰膝，为臣药。大蒜宣通祛寒，行滞通络，为佐使药。诸药合用，共奏补肾强腰之功。

【临床应用】

1. **辨证要点**　本药是治疗肾虚腰痛脚弱的常用成药。临床应用以腰痛，起坐不利，膝软乏力，舌质淡，脉沉迟而弱为辨证要点。

2. **配伍应用**　伴肾阴虚者，配伍六味地黄丸；伴肾阳虚者，配伍金匮肾气丸。

3. **现代应用**　慢性腰肌劳损、骨质增生、冠心病及黄褐斑等，证属肾阳不足者。

4. **应用注意**　阴虚有热者不宜使用。湿热或寒湿痹阻及外伤腰痛者慎用。治疗期间宜节制房事。

【用量与用法】口服。水蜜丸1次6～9g，大蜜丸1次1丸，1日2～3次。

右归丸

（《中国药典》2020年版一部）

【处方】熟地黄240g　炮附片60g　肉桂60g　山药120g　酒萸肉90g　菟丝子120g　鹿角胶120g　枸杞子120g　当归90g　盐杜仲120g

【制法】以上10味，除鹿角胶外，熟地黄等9味粉碎成细粉，过筛，混匀。鹿角胶加白酒炖化。每100g粉末加炼蜜60～80g与炖化的鹿角胶，制成小蜜丸或大蜜丸，即得。

【功能主治】温补肾阳，填精止遗。用于肾阳不足，命门火衰，腰膝酸冷，精神不振，怯寒畏冷，阳痿遗精，大便溏薄，尿频而清。

【方解】肉桂、附子辛甘、大热，温补肾阳命门；肉桂还可散寒止痛，引火归原；鹿角胶温肾阳，益精血；三药配合，温补肾阳，填精益髓，故为君药。杜仲甘温，补肝肾，强筋骨；菟丝子、山茱萸既补肾阳，又益阴精，兼能固精止遗；重用熟地黄补血滋阴，益精填髓；枸杞子滋阴补肾，益精补血；此五味合用，阴阳双补，侧重阴中求阳，共为臣药。当归补血活血，散寒止痛；山药益气健脾补肾，为佐药。诸药合用，共奏温补肾阳、填精止遗之功。主治肾阳不足，命门火衰证。

【临床应用】

1. **辨证要点**　本方为治肾阳不足，命门火衰的常用方。临床应用以神疲乏力，畏寒肢冷，腰膝酸软，脉沉迟为辨证要点。

2. **配伍应用**　伴气虚者，配伍补中益气丸；遗精者，配伍金锁固精丸；大便溏薄者，配伍四神丸。

3. **现代应用** 本方常用于肾病综合征、老年骨质疏松症、精少不育症，以及贫血、白细胞减少症等，证属肾阳不足者。

4. **应用注意** 阴虚火旺、心肾不交而扰动精室者，湿热下注所致阳痿者，暑湿、湿热、食滞伤胃和肝气乘脾所致的泄泻者及孕妇慎用。方中含肉桂、附子大温大热之品，不宜过量服用。服药期间，忌食生冷之品，慎房事。

【**药理作用**】本品有抗实验性肾阳虚证、增强造血功能等作用。

【**用法与用量**】口服。小蜜丸 1 次 9g，大蜜丸 1 次 1 丸，1 日 3 次。

【**其他剂型**】本品还有胶囊剂、酒剂等其他剂型。

桂附地黄丸

（《中国药典》2020 年版一部）

【**处方**】肉桂 20g　附子（制）20g　熟地黄 160g　酒萸肉 80g　牡丹皮 60g　山药 80g　茯苓 60g　泽泻 60g

【**制法**】以上 8 味，粉碎成细粉，过筛，混匀。每 100g 粉末用炼蜜 35 ～ 50g 加适量的水泛丸，干燥，制成水蜜丸；或加炼蜜 80 ～ 110g 制成小蜜丸或大蜜丸，即得。

【**功用**】温补肾阳。

【**主治**】肾阳不足，腰膝酸冷，肢体浮肿，小便不利或反多，痰饮喘咳，消渴。

【**方解**】方中肉桂、附子辛甘、大热，温补肾阳，益火之源，蒸腾气化，相须为用，针对病机，故为君药。熟地黄补血滋阴；山茱萸既温补肾阳，又益肝肾之阴；山药益气健脾补肾，培补肺气；三药肝、脾、肾三阴并补，可收阴生阳长之效，共为臣药。茯苓健脾补中，利水渗湿，助山药健脾；泽泻利水渗湿，清利下焦湿热，防熟地黄滋腻；牡丹皮清肝胆相火而凉血；三药甘淡寒凉，与君药相反相成，为佐药。诸药合用，共奏温补肾阳之功。本方主治肾阳虚证。

【**临床应用**】

1. **辨证要点** 以腰膝酸冷，舌淡而胖，脉虚弱而尺部沉细为辨证要点。

2. **配伍应用** 伴气虚明显者，配伍四君子丸或补中益气丸。

3. **现代应用** 糖尿病肾病性水肿有使用本品治疗的报道。

4. **应用注意** 肺热津伤、胃热炽盛、阴虚内热消渴者及孕妇慎用；本品药性温热，中病即可，不可过量服用；且所含附子有毒，不可过量、久服。服药期间，忌食生冷、油腻食物，且宜节制房事。

【**用法与用量**】口服。水蜜丸 1 次 6g，小蜜丸 1 次 9g，大蜜丸 1 次 1 丸，1 日 2 次。

【**药理作用**】本品有抗实验性肾病作用。

【**其他剂型**】本品还有口服液、胶囊剂等剂型。

第六节 阴阳双补类

阴阳双补中成药，具有滋阴壮阳之功。适用于阴阳两虚证，症见头晕目眩，腰膝酸软，阳痿遗精，畏寒肢冷，自汗盗汗，午后潮热等。常用补阴药如熟地黄、山茱萸、龟甲、何首乌、枸杞子和补阳药如肉苁蓉、巴戟天、附子、肉桂、鹿角胶等共同组成方剂。代表成药有龟鹿二仙膏。

龟鹿二仙膏

（《中国药典》2020 年版一部）

【组成】龟甲 250g　鹿角 250g　党参 47g　枸杞子 94g

【制法】以上 4 味，龟甲加水煎煮 3 次，每次 24 小时，合并煎液，滤过，滤液静置；鹿角锯成长 6 ～ 10cm 的段，漂泡至水清，取出，加水煎煮 3 次，第 1、2 次各 30 小时，第 3 次 20 小时，合并煎液，滤过，滤液静置；党参、枸杞子加水煎煮 3 次，第 1、2 次各 2 小时，第 3 次 1.5 小时，合并煎液，滤过，滤液静置；合并上述 3 种滤液，滤液浓缩至相对密度为 1.25（60℃）清膏；取蔗糖 2200g，制成转化糖，加入上述清膏中，混匀，浓缩至规定的相对密度，即得。

【性状】本品为红棕色稠厚的半流体；味甜。

【功用】温肾益精，补气养血。

【主治】肾气虚衰，精血不足证。症见眩晕耳鸣，视物昏花，肢体麻木，腰膝酸软，畏寒肢冷，手足麻木，阳痿，遗精，久不孕育；舌淡苔白，脉沉无力。

【方解】本药治证乃因元阳不足，阴精亏虚，气血日耗所致。治宜温肾益精，补气养血。方中鹿角胶温肾壮阳，益精补血；龟甲填精补髓，滋养阴血；二味皆为血肉有情之品，最能峻补阴阳而化生阴血，共为君药。枸杞子平补肝肾，填精补血，助君药温肾益精，为臣药。更以党参、白术健脾益气，以资气血生化之源，为佐药。诸药合用，阴阳并补，气血兼顾，共奏温肾益精、补气养血之功。

【临床应用】

1. 辨证要点　本药为阴阳气血并补之剂，临床应用以腰膝酸软，眩晕耳鸣，视物昏花，舌淡苔白，脉沉无力为辨证要点。

2. 现代应用　内分泌障碍引起的发育不良、重症贫血、神经衰弱、病后虚弱，以及性功能减退等，证属阴阳两虚者。

3. 应用注意　不宜和感冒药同时服用。不宜同时服用藜芦、五灵脂、海藻、大戟、芫花、甘遂及由其组成的制剂。服药期间不宜喝茶、吃萝卜，以免影响药效；忌食辛辣食物。孕妇及小儿忌服，脾胃虚弱者慎用。

【药理研究】现代药理研究表明，本药主要有改善性功能、增强免疫功能、促进造血功能、降血脂、抗应激、抗氧化等作用。

【用量与用法】口服。1 次 15 ～ 20g，1 日 3 次。

【其他剂型】本药还有口服液。

学习小结

补益中成药主要适用于气血阴阳亏虚所致的虚证，根据功效不同，分为补气、补血、气血双补、补阴、补阳和阴阳并补6类。

补气中成药适用于气虚证。其中参苓白术散补脾胃之气、化湿浊，最适于脾胃虚弱，运化无力，食少便溏等症；又能"培土生金"，亦治肺气虚弱，少气时咳；补中益气丸长于补气升阳，适用于内伤脾胃，气虚发热或中气下陷诸证；生脉饮补气生津，敛阴止汗，善治暑热汗多，耗气伤阴，以及久咳肺虚，气阴两虚之证。

补血中成药适用于血虚证。四物合剂为补血的常用中成药，也是妇女调经的著名中成药，善于补血活血，适用于营血虚滞之证，以及月经不调、痛经等；当归补血口服液重在补气生血，常用于劳倦内伤，血虚发热之证；归脾丸以补益气血、健脾养心为主，善治心脾气血两虚和脾不统血之证。

气血双补中成药适用于气血两虚证。其中十全大补丸温补气血，适用于久病失治或病后失调的气血两虚证；人参荣丸能够益气补血，养心安神，最宜于心脾气血两虚，心神失宁者；乌鸡白凤丸善于补养气血，调经止带，适用于气血两虚，阴精不足，冲任失养的月经不调、崩漏带下及产后体弱等症。

补阴中成药适用于阴虚证。六味地黄丸肝肾之阴并补，以补肾阴为主，为滋阴补肾的常用中成药，适用于以肾阴不足为主的各种病证；明目地黄丸长于补肾益精，养肝明目，适用于肝肾精血不足之视物昏花；石斛夜光丸为眼科著名成药，退翳明目之中兼能清肝降火，适用于肝肾精血不足兼阴虚火旺之内障目疾；耳聋左慈丸功可滋肾平肝，用于肝肾阴精不足之耳鸣耳聋；左归丸为"纯甘壮水"、补而不泻之剂，功专滋阴补肾，填精补髓，其滋阴补肾之力强于六味地黄丸，用治真阴不足，精髓亏损之证；河车大造丸侧重于滋阴清热，补肾益肺，主治肺肾阴虚之虚劳咳嗽；五子衍宗丸专于补肾益精，主治肾虚精亏之阳痿不育、遗精早泄。玄麦甘桔颗粒长于滋阴清热，祛痰利咽，适用于阴虚火旺证；百合固金丸长于养阴润肺，化痰止咳，适用于肺肾阴虚，虚火上炎证；消渴丸长于滋肾养阴，益气生津，适用于气阴两虚证。

补阳中成药适用于阳虚证。金匮肾气丸为温阳补肾的常用中成药，适用于肾阳不足之腰酸痛肢冷、阳痿早泄、痰饮、消渴、水肿、小便不利或小便反多等证；青娥丸长于补肾强腰，善治肾虚腰痛膝软者。

阴阳双补中成药适用于阴阳俱虚诸证。龟鹿二仙膏长于温肾益精，补气养血，主治肾气虚衰，精血不足者。

复习思考题

1. 补益类中成药主要适用于哪些病证？简述其使用注意事项。

2. 补中益气丸、参苓白术散、当归补血口服液、四物合剂、六味地黄丸、金匮肾气丸的功用、主治病证及其使用注意各是什么？

3. 明目地黄丸、石斛夜光丸均有滋阴益精明目之功，二方如何区别应用？

4. 十全大补丸、人参养荣丸、归脾丸、当归补血口服液均有补益气血之功，如何区别应用？

5. 消渴丸的使用注意事项有哪些？

6. 玄麦甘桔颗粒和百合固金丸均用于肺阴虚证，有何异同？

第十二章　固涩中成药

学习目的　学习临床常用的 7 种固涩中成药的组成、功用、主治、方解及临床应用。

学习要点

1. 掌握：玉屏风口服液、四神丸、金锁固精丸、固经丸的组成、功用、主治、方解及临床应用。

2. 熟悉：固肠止泻丸、缩泉丸、千金止带丸的功用、主治、方解及临床应用。

凡以收涩药为主组成，具有收敛固涩的作用，以治气、血、精、液耗散滑脱不禁等证的一类成药，统称为固涩中成药。

气、血、精、津液耗散滑脱之证，由于病因和病变部位的不同，临床常表现为自汗、盗汗、久泻久痢、遗精滑泄、小便失禁及崩漏、带下等，所以固涩中成药依据其治证的不同，一般分为固表止汗、涩肠固脱、涩精止遗、固崩止带 4 类。

现代研究提示，固涩中成药具有调节机体免疫功能，抗菌、抗病毒，促进钙、磷吸收，调节肠道平滑肌，促进性腺功能等作用。

应用固涩中成药应注意：本类药适宜于正虚无邪者，凡外邪未去，里实尚存者，均应慎用，以免"闭门留寇"，转生他变。故热病汗出、火扰遗泄、湿热或伤食泻痢、血热或瘀阻崩漏等因实邪所致者，皆非本类中成药所宜。

第一节　固表止汗类

固表止汗中成药，具有固表止汗之功。适用于表虚卫外不固，腠理疏松之自汗。常用收涩止汗药如牡蛎、浮小麦、麻黄根等，配伍益气固表药如黄芪、白术等组成。代表成药有玉屏风口服液。

玉屏风口服液

（《中国药典》2020 年版一部）

【处方】黄芪 600g　防风 200g　白术（炒）200g

【制法】以上 3 味，将防风酌予碎断，提取挥发油，蒸馏后的水溶液另器收集；药渣及其余黄芪等 2 味加水煎煮 2 次，第 1 次 1.5 小时，第二次 1 小时，合并煎液，滤过，滤液浓缩至适量，加适量乙醇使沉淀，取上清液减压回收乙醇，加水搅匀，静置，取上清液滤过，滤液浓缩。另取蔗糖 400g 制成糖浆，与上述药液合并，再加入挥发油及蒸馏后的水溶液，调整总量至 1000mL，搅匀，滤过，灌装，灭菌，即得。

【性状】本品为棕红色至棕褐色的液体；味甜、微苦、涩。

【功用】益气，固表，止汗。

【主治】表虚自汗证。症见自汗恶风，面色㿠白；舌淡苔薄白，脉弱。或体虚易感风邪者。

【方解】本药治证乃因卫气虚弱，开合失司所致。治宜益气、固表、止汗。方中以黄芪为君药，其性甘温，既能补中气、益肺气，更善实卫气而固表止汗。臣以白术，健脾益气，助黄芪补气固表之力。二药相须为用，补正气，实卫气，乃培固根本之法。表虚卫气不固，易为风邪所侵，故佐以防风走表而祛风邪，且"黄芪得防风而功愈大"（李杲，引自《本草纲目·卷十二·黄芪》，相畏而相激也。）三药相伍，固表气，实肌腠，兼疏风邪，补中寓散，散不伤正，补不留邪，共奏固表止汗之功。

【临床应用】

1. 辨证要点　本药为治疗表虚自汗的常用成药。临床应用以自汗，恶风，面色㿠白，舌淡苔薄白，脉虚为辨证要点。

2. 现代应用　感冒、慢性呼吸道疾病、过敏性鼻炎、荨麻疹、汗症等，证属表虚易感外邪者。

3. 应用注意　外感风邪，营卫失和之自汗或阴虚盗汗者不宜使用。

【药理研究】现代药理研究表明，本药主要有调节机体免疫功能，抗菌、抗病毒、抗变态反应，增强肾上腺皮质功能，以及抗应激、抗衰老等作用。

【用法用量】口服。1 次 10mL，1 日 3 次。

【其他剂型】本药还有颗粒剂、丸剂、滴丸、胶囊、软胶囊、袋泡茶等剂型。

第二节　涩肠固脱类

涩肠固脱中成药，具有涩肠固脱之功。适用于大便滑脱不禁，腹痛喜温喜按，神疲乏力，食少纳呆，舌淡苔白，脉沉迟无力等病症。常以涩肠固脱药物如肉豆蔻、诃子、罂粟壳、赤石脂、乌梅、禹余粮等，配伍温阳益气药如干姜、肉桂、吴茱萸、人参、白术等组成。代表成药有四神丸、固肠止泻丸等。

四神丸

（《中国药典》2020 年版一部）

【处方】肉豆蔻（煨）200g　补骨脂（盐炒）400g　五味子（醋制）200g　吴茱萸（制）100g　大枣（去核）200g

【制法】以上 5 味，粉碎成细粉，过筛，混匀。另取生姜 200g，捣碎，加水适量，压榨取汁。取上述粉末用生姜汁和水泛丸，干燥，即得。

【性状】本品为浅褐色至褐色的水丸；气微香，味苦、咸而带酸、辛。

【功用】温肾散寒，涩肠止泻。

【主治】脾肾阳虚之肾泄证。症见五更泄泻，不思饮食，食不消化，或久泻不愈，腹痛喜温，腰酸肢冷，神疲乏力；舌淡苔薄白，脉沉迟无力。

【方解】本药治证乃脾肾阳虚，阳气当至不至，阴气极而下行所致。治宜温肾散寒，涩肠止泻。方中重用辛苦性温之补骨脂为君，尤善补命门之火以温暖脾土，是壮火益土，治肾虚泄泻之要药。臣以辛温性涩之肉豆蔻温中行气，涩肠止泻，与补骨脂温肾暖脾、涩肠止泻之功，相得益彰。佐以吴茱萸温脾肾，散阴寒；五味子收敛固涩，助君、臣药涩肠止泻；生姜温胃散寒，大枣健脾益胃，二者配伍调脾胃，以助运化，而为佐使。诸药合用，共奏温肾散寒、涩肠止泻之功。

【临床应用】

1. 辨证要点　本药为治疗脾肾阳虚所致的五更泄泻或久泻的常用成药。临床应用以五更泄泻，腹痛喜温，舌淡苔白，脉沉迟无力为辨证要点。

2. 配伍应用　肾阳虚明显者，配伍金匮肾气丸；伴脾虚湿盛者，配伍参苓白术散。

3. 现代应用　慢性肠炎、溃疡性结肠炎、肠结核、肠道易激综合征等，证属脾肾阳虚者。

4. 应用注意　大肠湿热下注及脾气虚弱所致的泄泻者忌用。服药期间，忌食生冷、油腻食物。

【药理研究】现代药理研究表明，本药主要有抑制小肠蠕动、止泻、调节肠道菌群、抗应激等作用。

【用法用量】口服。1次9g，1日1～2次。

【其他剂型】本药还有片剂。

固肠止泻丸

（《卫生部颁药品标准：中药成方制剂》第二十册）

【处方】乌梅或乌梅肉　黄连　干姜　木香　罂粟壳　延胡索（《标准》无用量）

【制法】以上6味，取乌梅洗净，用水煎煮两次（1.5小时、1小时），滤过，合并滤液，浓缩至相对密度为1.10（60℃），备用；其余黄连等5味粉碎成细粉，用上述浓缩液和适量水泛丸，烘干，包炭衣，打光，即得。或将乌梅肉与其余黄连等5味，粉碎成细粉，用水泛丸，干燥，即得。

【性状】本品为包衣浓缩丸或水丸，呈黄褐色（浓缩丸除去包衣）；味苦、微辣。

【功用】温脾散寒，涩肠止泻。

【主治】脾阳不足，肠失固摄之泄泻证。症见腹痛泄泻，甚至大便滑脱不禁，或下痢赤白，反复发作，倦怠食少；舌淡苔白，脉细迟。

【方解】本药治证乃因脾阳不足，肠失固摄所致。治宜温脾散寒，涩肠止泻。方中罂粟壳涩肠止泻固脱，为君药。乌梅酸涩，助罂粟壳涩肠止泻；干姜辛热，温中散寒，振奋脾阳，共为臣药。黄连苦寒，厚肠燥湿止泻；延胡索活血行气止痛；木香芳香醒脾，行气导滞，与延胡索相伍，调气和血，既止脐腹之痛，又寓"行血则便脓自愈，调气则后重自除"之法，共为佐药。诸药相合，共奏温脾散寒、涩肠止泻之功。

【临床应用】

1. 辨证要点 本药为治疗久泻久痢证的常用成药。临床应用以泄泻，腹痛，倦怠食少，舌淡苔白，脉沉细迟为辨证要点。

2. 配伍应用 肾阳虚明显者，配伍金匮肾气丸；脾虚湿盛者，配伍参苓白术散。

3. 现代应用 慢性痢疾、慢性肠炎、慢性结肠炎等，证属脾阳不足，肠失固摄者。

4. 应用注意 服药期间，忌食生冷、辛辣、油腻等刺激性食物。

【药理研究】现代药理研究表明，本药主要有止泻、抗菌、镇痛等作用。

【用法用量】口服。1次4g（浓缩丸）或1次5g（水丸），1日3次。

【其他剂型】本药还有胶囊剂。

第三节 涩精止遗类

涩精止遗中成药，具有涩精止遗之功。适用于遗精，滑精，小便失禁，遗尿，腰膝酸软，头晕目眩，四肢乏力，舌淡苔白，脉沉细无力等症。常以补肾涩精止遗之品如煅龙骨、煅牡蛎、莲子须、锁阳、桑螵蛸、金樱子、益智仁等为主组成。代表成药有金锁固精丸、缩泉丸。

金锁固精丸
（《卫生部颁药品标准：中药成方制剂》第十一册）

【处方】沙苑子（炒）60g 芡实（蒸）60g 莲须60g 龙骨（煅）30g 牡蛎（煅）30g 莲子120g

【制法】以上6味，将芡实、龙骨、牡蛎、莲子粉碎成细粉；将沙苑子、莲须粉碎成粗粉，加水煎煮2次，第1次3小时，第2次2小时，煎液滤过，合并滤液，减压浓缩成相对密度为1.30～1.35（20℃）的清膏，加入上述细粉，混匀，制丸，80℃以下烘干，以活性炭包衣，即得。

【性状】本品为黑色的包衣浓缩丸，除去包衣后，显棕黑色；味微甘、苦。

【功用】补肾涩精。

【主治】肾虚不固之遗精。症见遗精滑泄，腰痛耳鸣，神疲乏力；舌淡苔白，脉细弱。

【方解】本药治证乃因肾虚精关不固所致。治宜补肾涩精。方中用甘温入肾的沙苑蒺藜补肾固精为君药。《本经逢原》云其"益肾，治腰痛，为泄精虚劳要药，最能固精"。臣以莲须固肾涩精，芡实、莲子益肾涩精，补脾养心，莲子并能交通心肾，三药共助君药以增强补肾涩精之力。佐以煅龙骨、煅牡蛎之收敛固涩，助君臣涩精止遗。诸药合用，共奏固肾涩精之功。

【临床应用】

1. **辨证要点** 本药为治疗肾虚不固所致遗精滑泄的常用成药。临床应用以遗精滑泄，腰痛乏力，或耳鸣，舌淡苔白，脉细弱为辨证要点。

2. **配伍应用** 肾阳虚明显者，配伍金匮肾气丸。

3. **现代应用** 神经功能衰弱、慢性前列腺炎、精囊炎、乳糜尿、重症肌无力等，证属肾虚不固者。

4. **应用注意** 相火亢盛或下焦湿热所致的遗精、早泄忌用。

【**药理研究**】现代药理研究表明，本药主要有降脂、降酶、抗炎、止泻等作用。

【**用法用量**】空腹用淡盐水或温开水送服。1次15丸，1日3次。

【**其他剂型**】本药还有水丸、大蜜丸。

缩泉丸

（《中国药典》2020年版一部）

【**处方**】山药300g　益智仁（盐炒）300g　乌药300g

【**制法**】以上3味，粉碎成细粉，过筛，混匀，用水泛丸，干燥，即得。

【**性状**】本品为淡棕色的水丸；味微咸。

【**功用**】补肾缩尿。

【**主治**】下元虚寒之遗尿证。症见小便频数，夜间遗尿不禁；舌淡，脉沉弱。

【**方解**】本药治证乃因下元虚寒，封藏失司所致。治宜补肾缩尿。方中益智仁辛温入肾，温补脾肾，固涩精气，缩泉止遗，为君药。乌药辛温，调气散寒，除膀胱肾间冷气，止小便频数，为臣药。与益智仁相伍，使收散有序，涩而不滞。山药甘平补肾健脾，固涩精气，为佐药。三药合用，温中兼补，涩中寓行，使下焦得温而寒去，膀胱气化如常，约束有权，则尿频、遗尿自愈。

【**临床应用**】

1. **辨证要点** 本药为治疗下元虚寒之小便频数或遗尿的常用成药。临床应用以小便频数，或遗尿，舌淡，脉沉弱为辨证要点。

2. **配伍应用** 肾阳虚明显者，配伍金匮肾气丸。

3. **现代应用** 真性及压力性尿失禁、神经性尿频、尿崩症等，证属下元虚寒者；亦可用于多涕、流涎等，证属肾气不足，固涩无权者。

4. **应用注意** 服药期间，忌食辛辣、刺激性食物。

【**药理研究**】现代药理研究表明，本药主要有抗利尿作用。

【**用法用量**】口服。1次3～6g，1日3次。

【**其他剂型**】本药还有胶囊。

第四节　固崩止带类

固崩止带中成药，具有固崩止带之功。适用于崩漏不止或带下连绵不断等症。常以固崩止带药物如煅龙骨、煅牡蛎、海螵蛸、五倍子、棕榈炭、山茱萸等组成。代表成药有固经丸、千金止带丸。

固经丸

（《中国药典》2020年版一部）

【处方】盐关黄柏300g 酒黄芩200g 麸炒椿皮150g 醋香附150g 炒白芍300g 醋龟甲400g

【制法】以上6味，粉碎成细粉，过筛，混匀，用水泛丸，干燥，即得。

【性状】本品为黄色至黄棕色的水丸；味苦。

【功用】滋阴清热，固经止带。

【主治】阴虚血热之崩漏证。症见崩漏不止，经血量多、色深红或紫黑，赤白带下，五心烦热，口干；舌红少苔，脉细数。

【方解】本药治证乃因阴虚内热所致。治宜滋阴清热，固经止带。方中重用龟甲咸甘性平，滋养肝肾，潜阳制火。《丹溪心法》曰："龟甲补阴，乃阴中之至阴也。"《神农本草经》又云其"主漏下赤白"。白芍酸苦微寒，敛阴益血以养肝，与龟甲合用，可收肝肾并补之功，共为君药。黄芩清热泻火以止血，《本草纲目》谓其"主崩中下血"；黄柏泻火坚阴，既助黄芩清热，又助龟甲降火，共为臣药。椿根皮苦涩而凉，清热燥湿，固涩止血；香附辛苦微温，既理气调经，又防寒凉太过而止血留瘀，共为佐药。诸药合用，共奏滋阴清热、固经止带之功。

【临床应用】

1. 辨证要点　本药为治疗阴虚血热之月经过多及崩漏的常用成药。临床应用以崩漏不止，血色深红，赤白带下，五心烦热，口干，舌红少苔，脉细数为辨证要点。

2. 配伍应用　肾阴虚明显者，配伍六味地黄丸。

3. 现代应用　功能性子宫出血、人流术后月经过多、慢性附件炎、盆腔炎等，证属阴虚内热者。

4. 应用注意　脾胃虚寒者不宜使用。服药期间饮食宜清淡，忌食辛辣、油腻食物。

【药理研究】现代药理研究表明，本药主要有抗菌、抗炎、抗变态反应、解痉镇痛、增强免疫功能等作用。

【用法用量】口服。1次6g，1日2次。

千金止带丸

（《中国药典》2020年版一部）

【处方】党参50g 炒白术50g 当归100g 白芍50g 川芎100g 砂仁50g 醋香附200g 木香50g 小茴香（盐炒）50g 醋延胡索50g 盐杜仲50g 续断50g 盐补骨脂50g 鸡冠花200g 青黛50g 椿皮（炒）200g 煅牡蛎50g

【制法】以上17味，粉碎成细粉，过筛，混匀，用水泛丸，干燥，即得。或以上17味，粉碎成细粉，过筛，混匀。每100g粉末加炼蜜140～160g制成大蜜丸，即得。

【性状】本品为灰黑色的水丸；气微香，味涩、微苦。或为黑褐色的大蜜丸；气微香，味甜涩、微苦。

【功用】健脾补肾，调经止带。

【主治】脾肾不足，冲任失调之月经不调、带下病。症见带下，色白或赤，臭腥味或无味，淋沥不断，色暗红，腰酸腹痛，喜温喜按，四肢不温；舌淡苔白，脉沉缓。

【方解】本药治证乃因脾肾不足，冲任失调所致。治宜健脾补肾，调经止带。方中党参补气健脾，白术益气燥湿止带，共为君药。杜仲、续断、补骨脂补肾助阳，固冲止带，为臣药。当归、白芍、川芎、延胡索养血活血，调经止痛；香附、木香、小茴香疏肝理气，调经止痛；青黛清热解毒，鸡冠花、椿皮清热燥湿，收敛止带；煅牡蛎收涩固经止带；砂仁和胃健脾，行气化湿；上药共为佐药。全方合用，共奏健脾补肾、调经止带之功。

【临床应用】

1. 辨证要点　本药为治疗脾肾不足，冲任失调之月经不调、带下病的常用成药。临床应用以月经先后无定期，带下量多色白，神疲乏力，腰膝酸软，舌淡苔白，脉沉缓为辨证要点。

2. 配伍应用　肾阴虚明显者，配伍六味地黄丸。

3. 现代应用　慢性盆腔炎、慢性子宫颈炎、阴道炎、盆腔结核、经前期紧张综合征等，证属脾肾阳虚，冲任失调者。

4. 应用注意　阴虚火旺者禁用。服药期间，忌食生冷寒凉之品。

【药理研究】现代药理研究表明，本药主要有镇痛、抗炎等作用。

【用法用量】口服。1次1丸，1日2次（大蜜丸）；1次6～9g，1日2～3次（水丸）。

学习小结

固涩中成药主要适用于气、血、精、液耗散滑脱不禁等证，根据功效不同，分为固表止汗、涩肠固脱、涩精止遗、固崩止带4类。

固表止汗中成药适用于表虚卫外不固，腠理疏松之自汗。玉屏风口服液益气、固表、止汗，适用于表虚自汗证。

涩肠固脱中成药适用于大便滑脱不禁的病证。四神丸温肾散寒，涩肠止泻；适用于脾肾阳虚之肾泄证。固肠止泻丸温脾散寒，涩肠止泻；适用于脾阳不足，肠道失固之泄泻。

涩精止遗中成药适用于肾虚精关不固证或肾虚膀胱失约证。金锁固精丸补肾涩精，适用于肾虚不固之遗精。缩泉丸补肾缩尿，适用于下元虚寒之遗尿证。

固崩止带中成药适用于崩漏、带下不止。固经丸滋阴清热，固经止带；适用于阴虚血热之崩漏证。千金止带丸健脾补肾，调经止带；适用于脾肾不足，冲任失调之月经不调、带下证。

复习思考题

1. 固涩中成药主要适用于哪些病证？

2. 玉屏风口服液治疗汗出证，如何应用？

3. 四神丸、固肠止泻丸皆治泄泻，其功用、主治有何不同？

4. 金锁固精丸可以统治一切遗精滑泄病证吗？为什么？

5. 固经丸、千金止带丸均治带下过多，临床如何区别运用？

第十三章　安神中成药

学习目的　学习临床常用的 5 种安神中成药的组成、功用、主治、方解及临床应用。

学习要点

1. 掌握：朱砂安神丸、天王补心丸、柏子养心丸、枣仁安神胶囊的组成、功用、主治、方解及临床应用。

2. 熟悉：磁朱丸的功用、主治、方解及临床应用。

凡以重镇安神或滋养心神药为主组成，具有安神定志作用，主治神志不安的中成药，称为安神中成药。

神志不安病证的产生，常因思虑过度、恣情纵欲、肝气郁结、突受惊恐等，使心神受扰或心神失养所致。临床常见心悸怔忡、失眠健忘、烦躁善怒、惊狂、多梦等症。心神不宁的病机有虚实之分，实者又有火、痰、瘀之别。根据其病因病机的不同，安神中成药分为重镇安神药和养心安神药两类。

现代研究提示，安神中成药具有镇静、催眠、抗惊厥、抗抑郁、益智等作用，部分安神中成药还有抗氧化、抗疲劳、抗衰老等作用。

应用安神中成药应注意：明辨虚实，区分病机，对证选药，或联合用药；因火、痰、瘀、虚所致者，当分别配伍清心泻火、祛痰清热、活血化瘀、补养心脾类药物。重镇安神制剂多由金石类药物组成，质重碍胃，久用易伤胃气，应中病即止，不宜久用；脾胃虚弱之心神不宁者，更应慎重。部分安神中成药中含有汞，应避免与还原性、氧化性西药和酶制剂合用。服药期间，避免食用具有中枢兴奋性的食物和饮料，如浓茶、咖啡等。神志不宁多与精神心理因素密切相关，在服药期间，配合精神安抚或心理疏导等方法，方能取得良好的疗效。

第一节　重镇安神类

重镇安神中成药，具有重镇安神、清心泻火之功。适用于肝火亢盛，火热扰心，或肝气郁结，扰及心神；症见心神烦乱，神志不安，惊悸失眠，多梦易醒，烦躁易怒，焦虑，情志不舒，癫狂，舌红苔黄，脉数或滑数等。常以朱砂、磁石、珍珠母、龙齿、龙骨、牡蛎等重镇安神药和龙胆、栀子、黄芩、黄连等清热泻火药物组合而成。代表成药有朱砂安神丸、磁朱丸等。

朱砂安神丸

（《卫生部颁药品标准：中药成方制剂》第十册）

【处方】 朱砂 200g　黄连 300g　地黄 200g　当归 200g　甘草 100g

【制法】 以上 5 味，朱砂水飞或粉碎成极细粉；其余黄连等 4 味粉碎成细粉，与上述粉末配研，过筛，混匀。每 100g 粉末加炼蜜 35 ～ 45g 与适量的水，泛丸，干燥；或加炼蜜 90 ～ 110g 制成小蜜丸或大蜜丸，即得。

【性状】 本品为红棕色的水蜜丸、小蜜丸或大蜜丸；味苦、微甜。

【功用】 清心养血，镇惊安神。

【主治】 心火亢盛，阴血不足证。症见心神烦乱，失眠多梦，心悸不宁，舌尖红，脉细数。

【方解】 本药治证乃因心火亢盛，阴血不足，阴不制阳，扰动心神所致。治宜清心养血，镇惊安神。方中用朱砂质重性寒，专入心经，重可宁神，寒能胜热，既能镇心安神，又能清泻心火，为君药。黄连苦寒，清心泻火，除烦安神，为臣药。当归养血，生地黄滋阴，一则以补其耗伤的阴血，一则以滋肾水，使心血足而下承于肾，肾阴足而上交于心，为佐药。甘草调和诸药，护胃安中，为使药。诸药合用，标本兼顾，共奏镇心安神、养阴清热之功。

【临床应用】

1. **辨证要点**　本药为治疗心火亢盛，阴血不足之神志不安的常用成药。临床应用以心烦神乱，心悸失眠，舌尖红，脉细数为辨证要点。

2. **配伍应用**　心脾两虚明显者，配伍归脾丸。

3. **现代应用**　神经衰弱、精神分裂症、抑郁症、癫痫、心肌炎、心脏早搏等，证属心火亢盛，阴血不足者。

4. **应用注意**　本药中朱砂含有硫化汞，不宜多服或长期服用，肝肾功能不全者禁用；不宜与碘化钾、碘化钠、溴化钾、溴化钠、亚硝酸盐、硫酸亚铁、碳酸氢钠等具有还原性的西药或含苯甲酸钠的西药合用，避免产生可溶性汞盐导致汞中毒；亦不宜与酶类制剂合用，避免抑制酶活性；此外，服用本药时应限制食盐摄入量。本药中滋阴之品较多，对脾胃虚弱，阳虚内寒，大便不实者，不宜使用；孕妇慎用。

【药理研究】 现代药理研究表明，本药主要有镇静催眠、抗惊厥、抗心律失常、解热、镇痛等作用。

【用法与用量】 口服。水蜜丸 1 次 6g，小蜜丸 1 次 9g，大蜜丸 1 次 1 丸；1 日 1 ～ 2 次。

【其他剂型】 本药还有片剂。

磁朱丸

（《卫生部颁药品标准：中药成方制剂》第十册）

【处方】 磁石（煅）200g　朱砂 100g　六神曲（炒）400g

【制法】以上 3 味，朱砂水飞成极细粉，磁石、六神曲分别粉碎成细粉，将上述粉末配研，过筛，混匀，用水泛丸，干燥，即得。

【性状】本品为红褐色至棕褐色的水丸；味淡。

【功用】镇心，安神，明目。

【主治】心肾不交证。症见心悸失眠，耳鸣耳聋，视物昏花，烦躁不安；舌红苔少，脉数。

【方解】本药治证乃因肾阴不足，心阳偏亢，心肾不交所致。治宜镇惊安神，交通心肾。方中磁石辛寒入肾，益肾阴，潜浮阳，重镇安神，聪耳明目，为君药。朱砂甘寒入心，清心降火，镇心安神，为臣药。二药合用，益阴潜阳，使水火既济，心肾交通，使精气得以上荣，心火不致上扰，心肾交泰，心安神藏。六神曲健脾和胃，助磁石等金石药之运化，并防其质重碍胃，为佐使。诸药合用，共奏镇惊安神、交通心肾之功。

【临床应用】

1. 辨证要点　本药是治疗心肾不交证的常用成药。临床应用以心悸失眠，耳鸣耳聋，视物昏花，舌红苔少，脉数为辨证要点。

2. 配伍应用　阴虚血少，心肾不交重者，配伍天王补心丹。

3. 现代应用　神经衰弱、癫痫、耳源性眩晕、白内障、失眠、健忘、单纯性青光眼等，证属肾阴不足，心火偏亢者。

4. 应用注意　本品中含有朱砂，不宜长期服用，肝肾功能不全者禁用；不宜与碘化物、溴化物、亚硝酸盐、硫酸亚铁、碳酸氢钠等具有还原性的西药或含苯甲酸钠的西药合用，避免产生可溶性汞盐导致汞中毒；亦不宜与酶类制剂合用，避免抑制酶活性。气虚下陷、急性眼病、孕妇及胃溃疡患者禁用。

【药理研究】现代药理研究表明，本药主要有镇静催眠、恢复变异之晶状体功能、抗心律失常等作用。

【用法与用量】口服。1 次 3g，1 日 2 次。

第二节　养心安神类

养心安神中成药，具有滋养心肝、宁心安神之功。适用于虚烦不眠、心悸怔忡、健忘多梦等症。常以何首乌、熟地黄、鸡血藤、酸枣仁、人参、黄芪、五味子、酸枣仁、柏子仁等养血安神药物组成。其代表成药有天王补心丸、柏子养心丸、枣仁安神丸等。

天王补心丸

（《中国药典》2020 年版一部）

【处方】丹参 25g　当归 50g　石菖蒲 25g　党参 25g　茯苓 25g　五味子 50g　麦冬 50g　天冬 50g　地黄 200g　玄参 25g　制远志 25g　炒酸枣仁 50g　柏子仁 50g　桔梗 25g　甘草 25g　朱砂 10g

【制法】以上 16 味，朱砂水飞成极细粉，其余丹参等 15 味粉碎成细粉，与上述粉末配研，过筛，混匀。每100g粉末用炼蜜20～30g加适量的水泛丸，干燥，制成水蜜丸；或加炼蜜50～70g制成小蜜丸或大蜜丸，即得。

【性状】本品为棕黑色小蜜丸、褐黑色小蜜丸或大蜜丸；气微香，味甜、微苦。

【功用】滋阴养血，补心安神。

【主治】阴虚血少，神志不安证。症见虚烦心悸，失眠多梦，神疲健忘，梦遗，手足心热，口舌生疮，大便干结，舌红少苔，脉细数。

【方解】本药治证乃因阴虚血少，心神失养所致。治宜滋阴养血，补心安神。方中重用生地黄滋阴养血，达"壮水之主，以制阳光"之用；玄参滋阴润燥，养阴生津；二药合用，滋肾水以制心火，水火既济，达滋阴养血、清心安神之功，共为君药。天冬、麦冬滋阴清热，酸枣仁、柏子仁养心安神，当归补血润燥，共为臣药。丹参清心活血，党参益气健脾，茯苓健脾宁心；五味子敛心气，安心神；远志、石菖蒲化痰开窍，宁心安神；朱砂镇心安神；上药共为佐药。桔梗载药上行，甘草调和诸药，共为使药。诸药合用，共奏滋阴养血、补心安神之功。

【临床应用】

1. 辨证要点　本药为治疗阴虚血少，神志不安证的常用成药。临床应用以虚烦心悸，失眠多梦，手足心热，舌红少苔，脉细数为辨证要点。

2. 现代应用　神经衰弱、冠心病、精神分裂症、癔症、阵发性心动过速、窦性心动过速、心肌炎、病毒性心肌炎、甲状腺功能亢进、更年期综合征、复发性口腔溃疡、慢性咽炎等，证属阴虚血少，神志不安者。

3. 应用注意　本品中含有朱砂，不宜长期服用，肝肾功能不全者禁用；不宜与碘化钾、碘化钠、溴化钾、溴化钠、亚硝酸盐、硫酸亚铁、碳酸氢钠等具有还原性或含苯甲酸钠的西药合用，避免产生可溶性汞盐导致汞中毒；亦不宜与酶类制剂合用，避免抑制酶活性。方中滋阴之品较多，对脾胃虚弱，纳食欠佳，大便不实者，不宜使用。此外，服用本成药时限制食盐摄入量，应低盐饮食。

【药理研究】现代药理研究表明，本药主要有镇静催眠、抗惊厥、提高学习记忆能力、抗心肌梗死、改善心肌缺血、抗心律失常、延缓衰老、抗氧化、增强机体免疫功能等作用。

【用法与用量】口服。水蜜丸1次6g，小蜜丸1次9g，大蜜丸1次1丸，1日2次。

【其他剂型】本药还有片剂、丹剂、浓缩丸、口服液等剂型。

柏子养心丸

（《中国药典》2020年版一部）

【处方】柏子仁25g　党参25g　炙黄芪100g　川芎100g　当归100g　茯苓200g　制远志25g　酸枣仁25g　肉桂25g　醋五味子25g　半夏曲100g　炙甘草10g　朱砂30g

【制法】以上13味，朱砂水飞成极细粉，其余柏子仁等粉碎成细粉，与上述粉末配研，过筛，混匀。每100g粉末用炼蜜25～40g加适量的水制成水蜜丸，干燥；或加炼蜜 100 ～ 130g 制成小蜜丸或大蜜丸，即得。

【性状】本品为棕色水蜜丸，棕色至褐色小蜜丸或大蜜丸；味先甜而后苦、微麻。

【功用】补气、养血、安神。

【主治】气血不足，心神失养证。症见精神恍惚，心悸易惊，失眠多梦，健忘盗汗；舌红少苔，脉细数。

【方解】本药治证乃因气血不足，心神失养所致。治宜补气、养血、安神。方中柏子仁、酸枣仁养血安神，为君药。炙黄芪甘温，补气升阳，党参益气生血，当归养血活血，五味子滋肾敛阴、宁心安神，共为臣药。川芎活血疏肝，茯苓、半夏曲健脾化痰和胃，肉桂温肾通脉，朱砂、远志安神定志，共为佐药。甘草调和诸药，为使药。诸药合用，共奏益气养血、宁心安神之功。

【临床应用】

1. 辨证要点　本药是治疗气血不足，心神失养证的常用成药。临床应用以心悸易惊，失眠多梦，健忘盗汗，舌红少苔，脉细数为辨证要点。

2. 现代应用　神经衰弱、心脏病、记忆力减退、精神分裂症、更年期综合征、甲状腺功能亢进症等，证属气血不足，心神失养证者。

3. 应用注意　本药含有朱砂，不宜长期服用；不宜与碘化物、溴化物、亚硝酸盐、硫酸亚铁、碳酸氢钠等具有还原性的西药或含苯甲酸钠的西药合用，避免产生可溶性汞盐导致汞中毒；亦不宜与酶类制剂合用，避免抑制酶活性。心火亢盛证不宜使用本品。此外，服用本成药时忌食辛辣及具有中枢兴奋作用的食物。

【药理研究】现代药理研究表明，本药主要有镇静、催眠、抗惊厥等作用。

【用法与用量】口服。水蜜丸 1 次 6g，小蜜丸 1 次 9g，大蜜丸 1 次 1 丸，1 日 2 次。

【其他剂型】本药还有胶囊。

枣仁安神胶囊

（《中国药典》2020 年版一部）

【处方】炒酸枣仁 1425g　丹参 285g　醋五味子 285g

【制法】以上 3 味，加 75% 乙醇回流提取 2 小时，滤过，滤液备用；药渣加 60% 乙醇回流提取 1 小时，滤过，与上述滤液合并，回收乙醇并浓缩至相对密度为 1.30（60℃）的稠膏，备用；药渣加水煎煮两次，第 1 次 2 小时，第二次 1 小时，药液合并，过滤，浓缩至相对密度为 1.30（60℃）的稠膏，合并上述两份稠膏，浓缩至相对密度为 1.40（60℃）的稠膏，加淀粉适量，混匀，制粒，干燥，装入胶囊，制成 1000 粒，即得。

【性状】本品为硬胶囊，内容物为棕黄色至棕褐色的颗粒与粉末；气香，味酸，微苦。

【功用】养血安神。

【主治】心血不足之失眠证。症见失眠，健忘，心烦，头晕，记忆力减退；舌淡红，苔薄白，脉细弱。

【方解】本药治证乃因心血不足所致。治宜养血安神。方中酸枣仁味酸，甘平，补心血，养肝血，宁心安神，为君药。五味子生津益气，补肾宁心，为臣药。丹参活血，凉血安神，为佐药。三药相合，共奏补养心肝、养血安神之功。

【临床应用】

1.**辨证要点**　本药是治疗心血不足所致失眠的常用成药。临床应用以失眠多梦，健忘心烦，头晕，记忆力减退，舌淡红，苔薄白，脉细弱为辨证要点。

2.**现代应用**　神经衰弱引起的失眠健忘、头晕头痛等，证属心血不足者。

3.**应用注意**　消化不良所致失眠者忌用；胃酸过多者慎用，孕妇慎用。服药期间不宜服用咖啡、浓茶等兴奋性食品。

【药理研究】现代药理研究表明，本药主要有镇静、催眠、抗惊厥和提高学习能力等作用。

【用法与用量】口服。1次5粒，1日1次，临睡前服用。

【其他剂型】本药还有口服液、颗粒剂。

学习小结

安神中成药主要适用于心神受扰或心神失养所致的神志不宁证，根据功效不同，分为重镇安神类和养心安神类两类。

重镇安神中成药适用于心神受扰证。其中朱砂安神丸长于清心养血，镇惊安神；适用于心火亢盛，阴血不足证者；磁朱丸长于镇惊安神，交通心肾；适用于肾阴不足，心阳偏亢，心肾不交证者。

养心安神中成药适用于心神失养证。其中天王补心丸长于滋阴养血，补心安神；适用于阴血不足，心神失养证。柏子养心丸长于益气养血，宁心安神；适用于气血不足，心神失养证。枣仁安神胶囊长于养血安神，适用于心血不足之失眠证。

复习思考题

1.安神中成药的分类依据、分类及主要适用病证是什么？

2.朱砂安神丸和磁朱丸均可重镇安神，二者有何区别？

3.天王补心丸、柏子养心丸和枣仁安神胶囊均用于心神失养证，有何区别？

第十四章　开窍中成药

学习目的　学习临床常用的4种开窍中成药的组成、功用、主治、方解及临床应用。

学习要点

1. 掌握：安宫牛黄丸、紫雪散、苏合香丸的组成、功用、主治、方解及临床应用。
2. 熟悉：局方牛黄清心丸的功用、主治、方解及临床应用。

以芳香开窍药为主组成，具有开窍醒神作用，治疗闭证神昏的中成药，称为开窍中成药。

闭证主要有神志昏迷、牙关紧闭、握拳，或兼有高热、谵语、抽搐、脉数，或伴有面青、苔白、脉迟等症状。根据其感邪与临床表现的不同，闭证有热闭和寒闭之分。热闭由温邪热毒内陷心包或痰热蒙蔽心窍所致，治宜清热开窍；寒闭由寒湿痰浊之邪蒙蔽心窍所致，治宜温通开窍。因此，开窍中成药分为凉开和温开两类。

现代研究提示，开窍中成药多具有强心、抗休克、镇静、解热、抗惊厥、抗心绞痛的作用。

运用开窍中成药须注意以下事项：首先，应辨别闭证和脱证。对汗出肢冷、呼吸气微、手撒遗尿、口开目合、脉象虚弱无力或脉微欲绝的脱证，即使神志昏迷，也不宜使用。其次，辨清闭证之寒热属性，正确选用药物。其三，开窍中成药大多气味芳香、辛散走窜，只能暂用，不可久服，中病即止。临床多用于急救，中病即止。此外，含有麝香等药的中成药有碍胎元，孕妇慎用。

第一节　凉开类

凉开中成药，具有清热开窍醒神之功。适用于温热邪毒内陷心包或痰热蒙蔽心窍所致的热闭证；症见高热，神昏谵语，甚或惊厥等。常以芳香开窍药如麝香、冰片、牛黄、郁金、苏合香、石菖蒲等为主组成。其代表成药有安宫牛黄丸、紫雪等。

安宫牛黄丸

（《中国药典》2020年版一部）

【处方】牛黄100g　水牛角浓缩粉200g　麝香或人工麝香25g　珍珠50g　朱砂100g　雄黄100g　黄连100g　黄芩100g　栀子100g　郁金100g　冰片25g

【**制法**】以上 11 味，珍珠水飞或粉碎成极细粉，朱砂、雄黄分别水飞成极细粉；黄连、黄芩、栀子、郁金粉碎成细粉；将牛黄、水牛角浓缩粉、麝香、冰片研细，与上述粉末配研，过筛，混匀，加适量炼蜜制成大蜜丸 600 丸或 1200 丸，即得。

【**性状**】本品为黄橙色至红褐色的大蜜丸；气芳香浓郁，味微苦。

【**功用**】清热解毒，镇惊开窍。

【**主治**】邪热内陷心包证。症见高热烦躁，神昏谵语，口干舌燥，舌蹇肢厥；舌红或绛，脉数有力。

【**方解**】本药治证乃因温热邪毒内陷心包或痰热蒙蔽心窍所致。治宜清热解毒，豁痰开窍。方中牛黄清心解毒，息风定惊，豁痰开窍；麝香开窍醒神；两药相配，清心开窍为君药。臣以水牛角清心凉血解毒；黄连、黄芩、栀子清热泻火解毒，助牛黄清心包之热；冰片、郁金芳香辟秽，通窍开闭，以助麝香开窍醒神。佐以朱砂、珍珠镇心安神，雄黄助牛黄豁痰解毒。使以蜂蜜和胃调中。诸药合用，以奏清热解毒、镇惊开窍之功。

【**临床应用**】

1. 辨证要点　本药为治疗热陷心包证的常用成药。临床应用以高热烦躁，神昏谵语，舌红或绛，苔黄燥，脉数有力为辨证要点。

2. 现代应用　乙型脑炎、流行性脑脊髓炎、尿毒症、肝性脑病、颅脑外伤综合征及感染或中毒引起的高热神昏等，证属热病，邪入心包者。

3. 应用注意　本品含有朱砂，不宜与碘化钾、碘化钠、溴化钾、溴化钠、亚硝酸盐、硫酸亚铁、碳酸氢钠等具有还原性的西药或含苯甲酸钠的西药合用，避免产生可溶性汞盐导致汞中毒；本品中含有砷，注意血液系统不良反应。而且本品不能与硫酸新霉素合用，否则砷与硫结合生成硫化砷，从而增加药物的毒性；不宜与硝酸盐、硫酸盐类同服，否则可使雄黄所含的硫化砷氧化，增加毒性。中病即止，不宜过服、久服。寒痰阻窍者、中风脱证神昏者禁用，孕妇慎用。

4. 不良反应　不当使用安宫牛黄丸，可致体温过低；亦有使用安宫牛黄丸引起汞毒性胃病或过敏等不良反应的报道。

【**药理研究**】现代药理研究表明，本药主要有强心、保护脑组织、解热、镇静、抗惊厥等作用。

【**用法与用量**】口服。1 次 1 丸，1 日 1 次；小儿 3 岁以内 1 次 1/4 丸，4～6 岁 1 次 1/2 丸，1 日 1 次；或遵医嘱。

【**其他剂型**】本药还有散剂、片剂、栓剂、胶囊剂等剂型。

局方牛黄清心丸

（《中国药典》2020 年版一部）

【**处方**】牛黄 25.7g　当归 45g　川芎 39g　甘草 150g　山药 210g　黄芩 45g　苦杏仁（炒）37.5g　大豆黄卷 57g　大枣（去核）90g　白术（炒）75g　茯苓 48g　桔梗 39g　防风 45g　柴胡 39g　阿胶 51g　干姜 25g　白芍 75g　人参 75g　六神曲

（炒）75g　肉桂 54g　麦冬 44g　白蔹 22.5g　蒲黄（炒）7.5g　人工麝香 6.4g　冰片 16.1g　水牛角浓缩粉 28.5g　羚羊角 28.4g　朱砂 69.7g　雄黄 24g

【制法】以上 29 味，除牛黄、人工麝香、冰片、水牛角浓缩粉外，朱砂、雄黄分别水飞成极细粉，羚羊角锉研成细粉，其余山药等 22 味粉碎成细粉。将牛黄、人工麝香、冰片、水牛角浓缩粉研细，与上述粉末配研，过筛，混匀。每 100g 粉末加炼蜜 90 ～ 110g 制成大蜜丸，或用水（加入 4% 炼蜜）泛丸，制成水丸，即得。

【性状】本品为红褐色的大蜜丸或水丸；气芳香，味微甜。

【功用】清心化痰，开窍息风。

【主治】风痰阻窍之神昏证。症见高热神昏，虚烦不适，头晕目眩，痰涎壅盛，神志混乱，言语不清，甚或惊风抽搐，癫痫；舌质红苔黄腻，脉弦滑。

【方解】本药治证乃因风痰阻窍所致。治宜清心化痰，开窍息风。方中以牛黄、羚羊角、水牛角清心解毒，豁痰开窍，平降肝阳，息风定惊，共为君药。黄芩、白蔹、大豆黄卷清热泻火，利湿解毒；麝香、冰片芳香辟秽，开窍醒脑；朱砂清热镇心安神；雄黄清热豁痰解毒，共为臣药。苦杏仁、桔梗宣降肺气，化痰涤饮；防风、柴胡疏风通络，舒肝解郁；川芎、蒲黄活血止血；配以人参、白术、茯苓、山药、大枣补气健脾，以资化源；当归、白芍、阿胶、麦冬养血滋阴；干姜、六神曲温中和胃消食；肉桂温阳，引火归原，与上药共为佐药。甘草调和诸药，为使药。诸药相合，共奏清心化痰、镇惊息风、补虚安神之功。

【临床应用】

1. **辨证要点**　本药为治疗风痰阻窍所致的神昏证及惊风抽搐、癫痫之常用成药。临床应用以头晕目眩，痰涎壅盛，神志混乱，言语不清，舌质红，苔黄腻，脉弦滑为辨证要点。

2. **现代应用**　脑出血、脑梗死及癫痫等，证属风痰阻窍者。

3. **应用注意**　本品含有朱砂，不宜与碘化钾、碘化钠、溴化钾、溴化钠、亚硝酸盐、硫酸亚铁、碳酸氢钠等具有还原性的西药或含苯甲酸钠的西药合用，避免产生可溶性汞盐导致汞中毒；本品中雄黄含有砷，注意血液系统不良反应。而且本品不能与硫酸新霉素合用，否则砷与硫结合生成硫化砷，从而增加药物的毒性；不宜与硝酸盐、硫酸盐类同服，否则可使雄黄所含的硫化砷氧化，增加毒性。

4. **不良反应**　有服用本药后出现小脑共济失调 1 例的报道。

【药理研究】现代药理研究表明，本药主要有镇静、抗惊厥、解热、降压、提高耐缺氧能力等作用。

【用法与用量】口服。大蜜丸 1 次 1 丸，水丸 1 次 1.6g，1 日 1 次。

紫雪散

（《中国药典》2020 年版一部）

【处方】石膏 144g　北寒水石 144g　滑石 144g　磁石 144g　玄参 48g　木香 15g　沉香 15g　升麻 48g　甘草 24g　丁香 3g　芒硝（制）480g　硝石（精制）

96g　水牛角浓缩粉 9g　羚羊角 4.5g　人工麝香 3.6g　朱砂 9g

【制法】以上 16 味，石膏、北寒水石、滑石、磁石砸成小块，加水煎煮 3 次。玄参、木香、沉香、升麻、甘草、丁香用石膏等煎液煎煮 3 次，合并煎液，滤过，滤液浓缩成膏；芒硝（制）、硝石（精制）粉碎，兑入膏中，混匀，干燥，粉碎成细粉；羚羊角锉研成细粉；朱砂水飞成极细粉；将水牛角浓缩粉、人工麝香研细，与上述粉末配研，过筛，混匀，即得。

【性状】本品为棕红色至灰棕色的粉末；气芳香，味咸、微苦。

【功用】清热开窍，止痉安神。

【主治】热入心包，热盛动风证。症见高热烦躁，神昏谵语，痉厥，口渴，斑疹吐衄，尿赤便秘；舌红绛，苔干黄，脉数有力。

【方解】本药治证乃因热入心包，热盛动风所致。治宜清热开窍，止痉安神。方中水牛角清心凉血解毒，羚羊角凉肝息风止痉，麝香开窍醒神，三药合用，则清心凉肝，开窍息风，共为君药。生石膏、寒水石、滑石甘寒清热；玄参、升麻清热解毒，养阴透邪，以助麝香开窍醒神；朱砂、磁石清心重镇安神，潜阳止痉，同为臣药。佐以木香、丁香、沉香行气通窍，芒硝、硝石泄热通便，釜底抽薪，使邪热从肠腑泄。使以甘草益气安中，调和诸药。诸药合用，共奏清热解毒、止痉开窍之功。

【临床应用】

1. 辨证要点　本药为治疗热闭心包，热盛动风证的常用成药。临床应用以高热烦躁，神昏谵语，痉厥，舌红绛，苔干黄，脉数有力为辨证要点。

2. 现代应用　流行性乙型脑炎、流行性脑脊髓膜炎、重症肺炎、败血症、小儿高热等，证属邪热炽盛引动肝风者。

3. 应用注意　本药不宜与碘化钾、碘化钠、溴化钾、溴化钠、亚硝酸盐、硫酸亚铁、碳酸氢钠等具有还原性的西药或含苯甲酸钠的西药合用，避免产生可溶性汞盐导致汞中毒。本品清热解毒、止痉安神。用于外感热病热盛动风证，虚风内动者忌用。本品含芒硝、麝香、朱砂，孕妇忌用。

【药理研究】现代药理研究表明，本药主要有解热、抗惊厥等作用。

【用法与用量】口服。1 次 1.5 ～ 3g，1 日 2 次；周岁小儿 1 次 0.3g，5 岁以内小儿每增 1 岁递增 0.3g，一日 1 次；5 岁以上小儿酌情服用。

【其他剂型】本药还有颗粒剂、胶囊剂。

第二节　温开类

温开中成药，具有温化寒痰、开窍醒神之功。适用于寒湿痰浊蒙蔽心窍所致的寒闭证；症见突然昏厥，牙关紧闭，神昏不语，苔白脉迟等。其处方组成以芳香开窍药如苏合香、麝香等，配合辛温行气药丁香、沉香等为主组成。代表成药有苏合香丸等。

苏合香丸

（《中国药典》2020 年版一部）

【处方】 苏合香 50g　安息香 100g　冰片 50g　水牛角浓缩粉 200g　人工麝香 75g　檀香 100g　沉香 100g　丁香 100g　香附 100g　木香 100g　乳香（制）100g　荜 茇 100g　白术 100g　诃子肉 100g　朱砂 100g

【制法】 以上 15 味，除苏合香、人工麝香、冰片、水牛角浓缩粉外，朱砂水飞成极细粉，其余安息香等 10 味粉碎成细粉。将人工麝香、冰片、水牛角浓缩粉研细，与上述粉末配研，过筛，混匀。再将苏合香炖化，加适量炼蜜与水制成水蜜丸 960 丸，低温干燥；或加适量炼蜜制成大蜜丸 960 丸，即得。

【性状】 本品为赭红色的水蜜丸或赭色的大蜜丸；气芳香，味微苦、辛。

【功用】 温通开窍，行气止痛。

【主治】 寒闭证。症见突然昏倒，牙关紧闭，不省人事；苔白、脉迟。或中风偏瘫，肢体不利，以及中暑，心胃气痛。

【方解】 本药治证乃因寒邪、秽浊或气郁闭阻气机，蒙蔽心窍所致。治宜温通开窍，行气止痛。方中苏合香、麝香、冰片、安息香芳香开窍，辟秽化浊，为君药。木香、檀香、沉香、丁香、乳香、香附行气解郁，散寒止痛，活血祛瘀；水牛角、朱砂辟秽解毒，安神，为臣药。佐以荜茇温中散寒，与君、臣药配合，增强散寒、止痛、开郁的作用；白术补气健脾，诃子肉收涩敛气，两药相伍，补气敛气，以防诸香辛散太过，耗散正气。诸药相合，以奏芳香开窍、行气止痛之功。

【临床应用】

1. 辨证要点　本药为治疗寒邪、秽浊或气郁闭阻气机，蒙蔽心窍证的常用成药。临床应用以突然昏厥，牙关紧闭，不省人事，苔白，脉迟等为辨证要点。

2. 现代应用　脑血管意外、冠心病心绞痛、心肌梗死、肝昏迷等，证属寒闭或寒凝气滞者。

3. 应用注意　中病即止，不宜久服。脱证、热闭证忌用，孕妇慎用。忌辛辣油腻食物。

4. 不良反应　偶见过敏性皮疹，但停药后自动消失。有报道苏合香丸导致新生儿中毒 6 例（表现为呼吸抑制，1 例发生肾功能衰竭死亡），应予以注意。

【药理研究】 现代药理研究表明，本药主要有扩张冠状动脉，增加冠脉流量，减慢心率，降低心肌耗氧量，抗血栓和抗血小板聚集的作用；并对心肌细胞出现急性缺血性亚微结构改变有显著的保护作用。

【用法与用量】 口服。1 次 1 丸，一日 1～2 次。

学习小结

开窍中成药具有开窍醒神之功，适用于神昏窍闭证，依据功效分为凉开、温开两类。

凉开中成药适用于热闭证。其中安宫牛黄丸长于清热解毒豁痰；适用于热盛毒重，内陷心包所致高热烦躁、神昏谵语之证。局方牛黄清心丸长于治疗小儿高热惊厥或热闭神昏之轻证。紫雪散开窍解毒之功虽逊于安宫牛黄丸，但长于息风止痉；适用于热陷心包热盛动风，神昏而有痉厥者。

温开中成药适用于寒闭证。苏合香丸长于行气温中止痛，故对气滞寒凝所致的心腹疼痛有较好的疗效。

复习思考题

1. 试述安宫牛黄丸的功用、主治。
2. 试述苏合香丸的功用、主治。
3. 安宫牛黄丸与苏合香丸临床如何区别使用？

第十五章　理气中成药

学习目的　学习临床常用的6种理气中成药的组成、功用、主治、方解及临床应用。

学习要点

1.掌握：气滞胃痛颗粒、木香顺气丸、越鞠丸的组成、功用、主治、方解及临床应用。

2.熟悉：元胡止痛片、妇科调经片的功用、主治、方解及临床应用。

以理气药为主组成，具有疏理气机作用，用以治疗气滞证或气逆证为主的中成药，称为理气中成药。

气的升降出入有序，气机条畅，以维持人体正常的生理活动。劳倦过度、情志失调、饮食失节、寒温不适等，均可使气的运行升降失常，引起气滞证或气逆证。气滞证主要为脾胃气滞与肝气郁滞，症见脘腹胀满、嗳气吞酸、呕恶食少、大便失常，或胸闷胁痛、月经不调等。气逆证主要为肺胃气机上逆，症见呃逆、呕恶、喘息等。因此，本类中成药，根据其功用不同分为行气与降气两类。

现代研究提示，理气中成药具有缓解肠胃平滑肌痉挛，增强胃肠运动，健胃，助消化，利胆，松弛支气管平滑肌，收缩血管，升压及兴奋心脏等作用。

使用理气中成药需注意：首先，应辨清气病之虚实。若气滞实证，当须行气，误用补气，则使气滞更甚；若气虚之证，当补其虚，误用行气，则使其气更虚。其次，辨有无兼夹。若气机郁滞与气逆不降相兼为病，则行气与降气配合使用。其三，理气类中成药多由芳香辛燥之品组成，易耗气伤津，故年老体弱者、阴虚火旺者、孕妇及有出血倾向的患者应慎用，不可过量使用。

第一节　行气类

行气中成药，具有舒畅气机之功。适用于脾胃气滞证和肝气郁滞证。脾胃气滞证常见症状是脘腹胀痛、嗳气吞酸、呕恶食少、大便失常等，多以陈皮、厚朴、枳壳、木香、砂仁等药为主组合成方。肝郁气滞证常见症状是胁肋胀痛，或月经不调，或痛经，或疝气痛等，常以香附、青皮、郁金、川楝子、乌药、小茴香等药为主组成处方。代表成药如气滞胃痛颗粒、木香顺气丸、越鞠丸等。

气滞胃痛颗粒

（《中国药典》2020 年版一部）

【处方】柴胡 360g 醋延胡索 400g 枳壳 400g 醋香附 400g 白芍 480g 炙甘草 200g

【制法】以上 6 味，取枳壳、香附提取挥发油，挥发油及水提液备用，药渣弃去。其余柴胡等 4 味加水煎煮 2 次，第 1 次 2 小时，第 2 次 1 小时，合并水煎液，并与枳壳、香附水提液合并，滤过，滤液浓缩至相对密度为 1.18 ～ 1.23（50oC）的清膏，加蔗糖和糊精适量，制成颗粒，喷入挥发油，混匀，制成 1000g，即得。

【性状】本品为淡棕色至棕黄色颗粒；具特异香气，味甜，微苦辛。

【功用】疏肝解郁，和胃止痛。

【主治】肝郁犯胃证。症见胸痞胀满，胃脘疼痛，情志抑郁不舒；舌淡红，苔白，脉弦。

【方解】本药治证乃因肝郁气滞犯胃所致。治宜疏肝解郁，和胃止痛。方中柴胡疏肝解郁，理气止痛，为君药。香附疏肝理气，行气止痛；白芍养血柔肝，缓急止痛，共为臣药。延胡索活血行气止痛；枳壳行气和中，消痞除胀，共为佐药。甘草补脾益气，调和诸药，为佐使药。诸药合用，共奏疏肝理气、和胃止痛之功。

【临床应用】

1. 辨证要点 本药为治疗肝郁犯胃所致胃脘疼痛的常用成药。临床应用以胸痞胀满，胃脘疼痛，脉弦等为辨证要点。

2. 配伍应用 伴饮食不消者，配伍保和丸。

3. 现代应用 胃炎、功能性消化不良、胃切除术后综合征等，证属肝郁犯胃者。

4. 应用注意 肝胃郁火、胃阴不足所致胃痛者慎用；本品含活血行气之品，孕妇慎用。服药期间，忌食辛辣油炸食物；忌气怒，宜保持心情舒畅，以免加重病情。

【药理研究】现代药理研究表明，本药主要有抗胃溃疡、减少胃酸分泌、镇痛、影响胃肠蠕动等作用。

【用法与用量】口服。开水冲服。1 次 5g，1 日 3 次。

【其他剂型】本药还有片剂、胶囊剂。

木香顺气丸

（《中国药典》2020 年版一部）

【处方】木香 100g 砂仁 100g 醋香附 100g 槟榔 100g 甘草 50g 陈皮 100g 厚朴 100g 枳壳（炒）100g 苍术（炒）100g 青皮（炒）100g 生姜 200g

【制法】以上 11 味，除生姜外，其余木香等 10 味粉碎成细粉，过筛，混匀。生姜加水煎煮 2 次，合并煎液，滤过，滤液浓缩，用浓缩液泛丸，干燥，即得。

【性状】本品为棕褐色的水丸；气香，味苦。

【功用】行气化湿，健脾和胃。

【主治】湿滞脾胃证。症见胸膈痞闷，脘腹胀痛，恶心呕吐，嗳气纳呆，大便溏薄；舌苔白腻，脉滑。

【方解】本药治证乃因湿浊中阻，脾运不健，胃气失和所致。治宜行气化湿，健脾和胃。方中以苍术燥湿健脾，木香行气止痛，共为君药。香附疏肝理气，和胃止痛；厚朴、青皮行气燥湿，散结消积；枳壳、槟榔行气导滞宽中，共为臣药。陈皮、砂仁理气化湿和中，生姜和胃降逆止呕，共为佐药。甘草调和诸药，为使药。全方配伍，共奏行气化湿、健脾和胃之功。

【临床应用】

1. 辨证要点　本药为湿滞脾胃的常用成药。临床应用以脘腹胀痛，嗳气纳呆，大便溏薄，舌苔白腻，脉滑为辨证要点。

2. 配伍应用　伴饮食不消者，配伍保和丸。脾胃气虚明显者，配伍四君子丸。

2. 现代应用　功能性消化不良、胃炎等，证属湿滞脾胃者。

3. 应用注意　本药由香燥之品组成，肝胃郁火所致胃痛、痞满者，应当慎用；本品含降气破积之品，孕妇忌用。服药期间，饮食要清淡，忌油腻厚味。

4. 不良反应　有文献报道，口服本药约30分钟后出现面色潮红、口干、视物模糊、心悸、烦躁不安的症状，喝水后症状缓解，约10小时后症状消失。3天后继续服用本品，出现同样症状，疑为木香顺气丸所致不良反应。

【药理研究】现代药理研究表明，本药主要有促进小肠运动和增加胃酸分泌的作用。

【用法与用量】口服。1次6～9g，1日2～3次。

【其他剂型】本药还有颗粒剂。

元胡止痛片

（《中国药典》2020年版一部）

【处方】延胡索（醋制）445g　白芷223g

【制法】以上2味，取白芷166g，粉碎成细粉，剩余的白芷与延胡索粉碎成粗粉，用60%乙醇浸泡24小时，回流提取2次，第1次3小时，第2次2小时，滤过，合并滤液，滤液浓缩成稠膏状，加入上述细粉，制成颗粒，压制成1000片，包糖衣或薄膜衣，即得。

【性状】本品为糖衣片或薄膜衣片，除去包衣后，显棕褐色；气香，味苦。

【功用】理气、活血、止痛。

【主治】气滞血瘀之痛证。症见胃痛、胁痛、头痛及痛经日久不愈；舌质紫暗或有瘀斑，脉弦或涩。

【方解】本药治证乃因气滞血瘀所致。治宜理气、活血、止痛。方中延胡索辛散温通，既善于活血祛瘀，又能行气止痛，为君药。白芷辛散温通，长于祛风散寒，燥湿理气止痛，为臣药。二者合用，血行则气行，气畅则血活，气血流行畅达则疼痛自止。

【临床应用】

1. **辨证要点** 本药为治疗气滞血瘀之痛证的常用成药。临床应用以胃痛、胁痛，疼痛日久，舌质紫暗或有瘀斑，脉弦或涩等为辨证要点。

2. **配伍应用** 伴肝郁气滞之胁痛、月经不调，配伍逍遥丸；中焦虚寒之胃痛者，配伍附子理中丸。

3. **现代应用** 胃炎、消化性溃疡、肋间神经痛、血管神经性头痛、外伤头痛、痛经等，证属气滞血瘀者。

4. **应用注意** 脾胃虚寒及胃阴不足之胃痛者忌用；方中含有活血、行气之品，故孕妇慎用。

5. **不良反应** 本品有过敏不良反应。

【**药理研究**】现代药理研究表明，本药主要有镇痛、镇静作用，并有改善血液流变性、改善微循环的作用。

【**用法与用量**】口服。1次4～6片，1日3次，或遵医嘱。

【**其他剂型**】本药还有颗粒剂、胶囊剂、软胶囊、口服液、滴丸、分散片等剂型。

妇科调经片

（《中国药典》2020年版一部）

【**处方**】当归144g 川芎16g 醋香附400g 麸炒白术23g 白芍12g 赤芍12g 醋延胡索32g 熟地黄48g 大枣80g 甘草11g

【**制法**】以上10味，白术、醋延胡索、当归、川芎粉碎成细粉，过筛；其余醋香附等6味加水煎煮2次，第1次3小时，第2次2小时，滤过，合并滤液，浓缩至稠膏状，加入麸炒白术等细粉及辅料适量，混匀，制成颗粒，60oC以下干燥，压制成1000片，包糖衣或薄膜衣，即得。

【**性状**】本品为糖衣片或薄膜衣片，除去包衣后显棕色或黑棕色；味苦、辛。

【**功用**】疏肝健脾，养血调经。

【**主治**】肝郁血虚之月经不调。症见经期前后不定，经行小腹隐痛，经前乳胀；舌淡红，苔薄白，脉细弦。

【**方解**】本药治证乃因肝郁血虚所致。治宜疏肝健脾，养血调经。方中香附疏肝理气，调经止痛；当归甘辛温，补血活血止痛；二药合用，舒肝养血，理气止痛，为君药。白术益气健脾；白芍养血柔肝，调经止痛；熟地黄养血滋阴；三药合用，健脾养血，柔肝调经止痛，为臣药。延胡索、川芎、赤芍活血行气止痛，大枣养血补中益气，为佐药。甘草补中益气，缓急止痛，调和诸药，为佐使药。诸药合用，共奏养血柔肝、理气调经之功。

【**临床应用**】

1. **辨证要点** 本药为治疗肝郁血虚所致之月经不调的常用成药。临床应用以经期前后不定，经行小腹隐痛，经前乳胀，舌淡红，脉细弦为辨证要点。

2. **配伍应用** 血虚明显者，配伍阿胶。

3. **现代应用** 功能紊乱性月经失调、痛经等，证属肝郁血虚者。

4. 应用注意　本品除养血药物外，尚含有理气活血药物，故单纯血虚所致月经不调者不宜用；本品含有理气活血之品，有碍胎气，孕妇慎用。脾胃虚弱者服药期间，忌食油腻之品。

【**药理研究**】现代药理研究表明，本药主要有镇痛、止血、抑制子宫收缩、促进造血功能等作用。

【**用法与用量**】口服。1 次 4 片，1 日 4 次。

【**其他剂型**】本药还有颗粒剂、胶囊剂、滴丸等剂型。

越鞠丸

（《中国药典》2020 年版一部）

【**处方**】香附（醋制）200g　川芎 200g　栀子（炒）200g　苍术（炒）200g　六神曲（炒）200g

【**制法**】以上 5 味，粉碎成细粉，过筛，混匀，用水泛丸，干燥，即得。

【**性状**】本品为深棕色至棕褐色的水丸；气香，味微涩、苦。

【**功用**】理气解郁，宽中除满。

【**主治**】六郁证。症见胸脘痞闷，腹中胀满，饮食停滞不消，嗳腐吞酸。

【**方解**】本药治证乃因气、血、痰、火、食、湿邪郁滞所致。治宜理气解郁，宽中除满。方中香附辛香入肝，行气解郁以治气郁，为君药。川芎辛温入肝胆，为血中气药，既可活血祛瘀治血郁诸痛，又可助香附行气解郁，为臣药。栀子苦寒清热泻火，以治火郁嘈杂吞酸；苍术辛苦性温，燥湿运脾，以治湿郁水谷不化；神曲味甘性温，入脾胃经，消食导滞，以治食郁呕吐，饮食不消，与上药共为佐药。因痰郁乃气滞湿聚而成，若气行湿化，则痰郁随之而解，故方中不另用治痰之品，此乃治病求本之意。诸药相合，共奏理气解郁、宽中除满之功。

【**临床应用**】

1. 辨证要点　本药为治疗六郁证的常用成药。临床应用以胸脘痞闷，腹中胀满，饮食不消等为辨证要点。

2. 配伍应用　伴饮食不消明显者，配伍保和丸；肝郁气滞明显者，配伍逍遥丸。

3. 现代应用　胃神经官能症、胃及十二指肠溃疡、慢性胃炎、肋间神经痛、痛经、月经不调、绝经期综合征等，证属六郁证者。

4. 应用注意　阴虚火旺者慎用。忌忧思恼怒，避免情志刺激。

【**药理研究**】现代药理研究表明，本药主要有抗抑郁、镇痛、抗炎、改善血液循环等作用。

【**用法与用量**】口服。1 次 6～9g，1 日 2 次。

【**其他剂型**】本药还有胶囊剂。

第二节 降气类

降气中成药，具有降气平喘或降逆止呕之功。适用于肺气或胃气上逆之证。因治疗肺气上逆中成药已载入止咳平喘剂，本节仅介绍降胃气之剂。该类中成药用于治疗呕吐、嗳气、呃逆等胃气上逆之证。常以沉香、旋覆花、丁香等为主组合成方。代表成药有沉香舒气丸。

沉香舒气丸

（《卫生部颁药品标准：中药成方制剂》第七册）

【处方】 木香195g 砂仁117g 沉香195g 青皮（醋炙）600g 厚朴（姜炙）600g 香附（醋炙）600g 乌药300g 枳壳（去瓤麸炒）600g 草果仁300g 豆蔻117g 片姜黄300g 郁金600g 延胡索（醋炙）600g 五灵脂（醋炙）300g 柴胡300g 山楂（炒）300g 槟榔600g 甘草150g

【制法】 以上18味，粉碎成细粉，过筛，混匀。每100g药粉加炼蜜140～160g制成大蜜丸，即得。

【性状】 本品为黄褐色的大蜜丸；气微香，味甜、微苦。

【功用】 疏肝解郁，和胃止痛。

【主治】 肝郁气滞，胃气上逆证。症见胃脘胀痛，两胁胀疼痛或刺痛，烦躁易怒，呕吐吞酸，呃逆嗳气，倒饱嘈杂，不思饮食；舌淡红，苔薄白，脉弦。

【方解】 本药治证乃因肝郁气滞，胃气上逆所致。治宜疏肝解郁，和胃止痛。方中以沉香、香附疏肝理气，和胃降逆，为君药。青皮、枳壳、柴胡、乌药、木香行气解郁，舒肝调胃，除胀止痛，为臣药。郁金、延胡索、片姜黄、五灵脂活血行气，解郁止痛；厚朴、槟榔、草果仁、豆蔻、砂仁化湿行气，消积止呕；山楂消食开胃，共为佐药。甘草调和药性，以为使药。诸药合用，共奏舒气化郁、和胃止痛之功。

【临床应用】

1. 辨证要点 本药为治疗肝郁气滞，胃气上逆证的常用成药。临床应用以脘胁胀痛，呕吐吞酸，呃逆嗳气，不思饮食，舌淡红，苔薄白，脉弦为辨证要点。

2. 现代应用 慢性胃炎、胃及十二指肠溃疡、慢性肝炎、胆囊炎、肋间神经痛、胃神经官能症、消化不良等，证属肝郁气滞，肝胃不和者。

3. 应用注意 本品含降气、破气、活血化瘀药较多，孕妇慎用，小儿、老人体质虚弱者禁用。服药期间，忌食生冷、油腻、辛辣、刺激性和不易消化的食物。

【药理研究】 现代药理研究表明，本药主要有解除平滑肌痉挛、促进肠蠕动等作用。

【用法与用量】 口服。1次2丸，1日2～3次。

学习小结

理气中成药主要适用于气滞、气逆证，根据功效不同，分为行气与降气两类。

行气中成药适用于气机郁滞诸证。其中气滞胃痛颗粒长于疏肝解郁，善治胃脘胀痛不舒。木香顺气丸长于行气化湿；适于治疗湿浊中阻，肝胃气滞所致的胸膈痞闷、脘腹胀痛、呕吐恶心、嗳气纳呆。元胡止痛片理气兼活血止痛，适用于气滞血瘀所致的胃痛、胁痛、头痛及痛经等。妇科调经片功可疏肝健脾，养血调经；适于肝郁血虚所致的月经不调、经期前后不定、经行腹痛。越鞠丸以行气解郁为主，兼可活血、除湿、化痰、清热、消食；主治六郁证。

降气中成药适用于肺气或胃气上逆之证。其中沉香舒气丸功擅疏肝解郁，和胃止痛；长于治疗肝郁气滞，胃气上逆引起的脘胁胀痛、呕吐吞酸、呃逆嗳气等。

复习思考题

1. 理气中成药主要适用于哪些病证？

2. 气滞胃痛颗粒、木香顺气丸、越鞠丸、沉香舒气丸的功用、主治病证各是什么？

第十六章 理血中成药

学习目的 学习临床常用的 10 种理血中成药的组成、功用、主治、方解及临床应用。

学习要点

1. 掌握：血府逐瘀胶囊、复方丹参片、冠心苏合丸、桂枝茯苓胶囊、加味生化颗粒、复方益母草膏的组成、功用、主治、方解及临床应用。

2. 熟悉：脏连丸、槐角丸的功用、主治、临床应用。

凡以活血祛瘀药或止血药为主组成，具有活血化瘀或止血作用，用治血瘀证或出血病证的中成药，称为理血中成药。

理血中成药为血证而设。血是营养人体的重要物质。在正常情况下，周流不息地循行于脉中，濡养一身上下。若因某种原因而致血行不畅，或血不循经，离经妄行，则致瘀血或出血之证。血瘀宜活血祛瘀，出血应止血，故理血中成药分为活血祛瘀与止血两类。

现代研究提示，活血祛瘀中成药具有扩张外周血管，增加器官血流量，抗血栓形成，改善微循环等作用。止血中成药具有使局部血管收缩，缩短凝血时间等作用。

本类中成药使用需注意：首先，必须审明瘀血或出血的原因，而达治病求本之目的。其次，应避免逐瘀过猛或久用而伤正气，应用止血类中成药时应防止血留瘀之弊。此外，妇女行经期、月经过多及孕妇使用活血祛瘀类中成药应慎用或忌用，以免动血、伤胎。

第一节 活血祛瘀类

活血祛瘀中成药，具有畅行血脉、消除瘀血之功。适用于各种原因引起的血瘀病证，症见疼痛，痛有定处、拒按，女子多经闭，或产后恶露不行，口唇、爪甲紫暗，舌质紫暗或有瘀斑，脉涩等。其处方多以活血祛瘀药如丹参、三七、川芎、桃仁、红花等为主组成。常用代表成药有血府逐瘀胶囊、复方丹参片、冠心苏合丸、加味生化颗粒、复方益母草膏等。

血府逐瘀胶囊

（《中国药典》2020 年版一部）

【处方】柴胡 27g　当归 81g　地黄 81g　赤芍 54g　红花 81g　炒桃仁 108g　麸炒

枳壳 54g　甘草 27g　川芎 40g　牛膝 81g　桔梗 40g

【制法】以上 11 味，取炒桃仁半量，与当归、赤芍、麸炒枳壳、川芎、柴胡粉碎成细粉，过筛，混匀；其余红花等 5 味及剩余炒桃仁加水煎煮 3 次，滤液合并，浓缩成稠膏，与粉末混匀，制粒，干燥，粉碎，过筛，装胶囊，制成 1000 粒，即得。

【性状】本品为硬胶囊，内容物为棕色至棕褐色的颗粒和粉末；气辛，味微苦。

【功用】活血祛瘀，行气止痛。

【主治】胸中血瘀证。症见胸痛、头痛日久不愈，痛如针刺而有定处，内热烦闷，急躁易怒，或心悸失眠，入暮潮热，唇暗或两目暗黑，舌暗红或有瘀斑，脉涩或弦紧。

【方解】本药治证乃因瘀血阻于胸部，气机郁滞所致。治宜活血祛瘀，行气止痛。方中桃仁、红花活血祛瘀，为君药。当归、川芎、赤芍、生地黄养血活血，祛瘀泄热，为臣药。柴胡疏肝解郁；桔梗开宣肺气，引药上行；枳壳行气宽胸；牛膝祛瘀血，通血脉，引瘀血下行；以上 4 药合用，有升有降，以达气畅血行之效，共为佐药。甘草调和诸药为使。诸药合用，既行血分之瘀滞，又解气分之郁结，活血而不耗血，祛瘀又可生新。

【临床应用】

1. **辨证要点**　本药为治疗胸中血瘀证的常用成药。临床应用以胸痛、头痛，痛有定处，舌暗红或有瘀斑，脉涩或弦紧为辨证要点。

2. **配伍应用**　伴气虚推动血行无力者，配伍四君子丸。

3. **现代应用**　冠心病心绞痛、风湿性心脏病、胸部挫伤及肋软骨炎之胸痛，以及脑震荡后遗症之头痛、头晕等，证属瘀血内阻者。

4. **应用注意**　本药处方中活血祛瘀药较多，故孕妇忌用；气虚血瘀者慎用。服药期间，忌食生冷、油腻食物。

【药理研究】现代药理研究表明，本药主要有抑制血小板聚集、改善血液流变性、改善微循环、抗心肌缺血、降血脂、抗炎及增强腹腔巨噬细胞吞噬、保肝等作用。

【用法与用量】口服。1 次 6 粒，每日 2 次。1 个月为一疗程。

【其他剂型】本药还有丸剂、片剂、泡腾片、颗粒剂、软胶囊、口服液等剂型。

复方丹参片

（《中国药典》2020 年版一部）

【处方】丹参 450g　三七 141g　冰片 8g

【制法】以上 3 味，丹参加乙醇加热回流 1.5 小时，提取液滤过，滤液回收乙醇并浓缩至适量，备用。药渣加 50% 乙醇加热回流 1.5 小时，提取液滤过，滤液回收乙醇并浓缩至适量，备用。药渣加水煎煮 2 小时，煎液滤过，滤液浓缩至适量。将三七粉碎成细粉，与上述浓缩液和适量的辅料制成颗粒，干燥。将冰片研细，与上述颗粒混匀，压制成 1000 片，或包糖衣或薄膜衣，即得。

【性状】本品为糖衣片或薄膜衣片，除去包衣后显棕色或棕褐色；气芳香，味微苦。

【功用】活血化瘀，理气止痛。

【主治】气滞血瘀之胸痹。症见胸闷且痛，痛如针刺而有定处，时发时止，舌暗红或有瘀斑，脉涩或弦紧。

【方解】本药治证乃因气滞血瘀所致。治宜活血祛瘀，理气止痛。方中丹参味苦微寒，入心、肝经，功擅活血化瘀，重用为君药。三七活血化瘀，消肿止痛，为臣药。冰片芳香开窍，行滞止痛，为佐使药。诸药合用，共奏活血化瘀、理气止痛之功。

【临床应用】

1. **辨证要点**　本药为治疗气滞血瘀之胸痹的常用成药。临床应用以胸闷或心前区刺痛，舌暗红或有瘀斑，脉涩为辨证要点。

2. **配伍应用**　伴气虚推动血行无力者，配伍四君子丸。

3. **现代应用**　冠心病心绞痛等，证属气滞血瘀者。

4. **应用注意**　本药不宜与某些抗酸药，如三硅酸镁、氧化镁合剂、复方氧化镁合剂、胃舒平、胃得乐片等共同服用，以免影响疗效。本药中的冰片对胃肠道具有一定刺激性。寒凝血瘀，胸痹心痛者不宜使用；孕妇慎用。服药期间，忌食生冷、辛辣、油腻食物，忌烟酒、浓茶。

5. **不良反应**　有报道，长期服用丹参片可能会出现腹胀、乏力等缺钾症状，钾含量降低，产生低血钾症。又报道，服用复方丹参片可出现腹泻等不良反应。

【药理研究】现代药理研究表明，本药主要作用是扩张冠状动脉，增加冠状动脉血流量，改善心肌缺血缺氧；并具有抗心律失常、抗脑缺血损伤、抗动脉粥样硬化，以及降低血黏度、降低血脂等作用。

【用法与用量】口服。1次3片，1日3次。

【其他剂型】本药还有丸剂、含片、胶囊、软胶囊、口服液、滴丸、颗粒剂、喷雾剂等剂型。

冠心苏合丸

(《中国药典》2020年版一部)

【处方】苏合香50g　冰片105g　乳香（制）105g　檀香210g　土木香210g

【制法】以上5味，除苏合香、冰片外，其余乳香等3味粉碎成细粉，过筛；冰片研细，与上述粉末配研，过筛，混匀。另取炼蜜适量，微温后加入苏合香，搅匀，再与上述粉末混匀，制成1000丸；或冰片研细，与乳香（制）等3味的部分细粉混匀，制成丸心，剩余的细粉用苏合香和适量的炼蜜泛在丸心外层，制成1000丸，即得。

【性状】本品为深棕色至棕褐色的大蜜丸；气芳香，味苦、凉。

【功用】理气、宽胸、止痛。

【主治】寒凝气滞，瘀血阻胸之胸痹证。症见胸闷胸痛，或心腹卒痛；苔白，脉沉迟。

【方解】本药治证乃因寒凝气滞，瘀血阻胸所致。治宜行气活血，宽胸止痛。方中苏合香芳香开窍，辟秽化浊，行气止痛；乳香辛苦温，活血行气止痛，共为君药。檀香辛温行散，温经散寒调中，行气止痛，为臣药。土木香理气开郁，和胃止痛；冰片辛苦微寒，芳香开窍，宣通痹塞，清热止痛，且可制温热药燥热伤阴，并引诸药直达病所，与土木香共为佐使药。诸药相合，共奏理气、宽胸、止痛之功。

【临床应用】

1. 辨证要点 本药为治疗寒凝气滞之心腹疼痛的常用成药。临床应用以胸闷痛，或心腹卒痛，苔白，脉沉迟为辨证要点。

2. 现代应用 冠心病心绞痛、肋间神经痛、慢性胃炎等，证属寒凝气滞血瘀者。

3. 应用注意 本药阴虚血瘀胸痛者慎用，胃溃疡、食道炎、肾脏病者慎用；孕妇忌用。本药辛香走窜，易耗气伤阴，故不宜久服。服药期间，忌食辛辣、生冷、油腻食物，忌烟酒、浓茶。

4. 不良反应 有文献报道，服用冠心苏合丸可出现过敏性药疹和肾脏损害等不良反应。

【药理研究】现代药理研究表明，本药主要有改善微循环、增加冠状窦血流量、提高耐缺氧能力、减慢心率、抗血栓、降血脂等作用。

【用法与用量】嚼碎服。1次1丸，1日1～3次；或遵医嘱。

【其他剂型】本药还有滴丸、胶囊、软胶囊、咀嚼片等剂型。

桂枝茯苓胶囊

（《中国药典》2020年版一部）

【处方】桂枝240g 茯苓240g 牡丹皮240g 桃仁240g 白芍240g

【制法】以上5味，取茯苓192g，粉碎成细粉；牡丹皮用水蒸气蒸馏，收集蒸馏液，分取挥发油成分，备用；药渣与桂枝、白芍、桃仁及剩余的茯苓用90%乙醇提取2次，合并提取液，回收乙醇至无醇味，减压浓缩至适量；药渣再加水煎煮2次，滤过，合并滤液，减压浓缩至适量，与上述浓缩液合并，与茯苓细粉混匀，干燥，粉碎，加入适量的糊精，制颗粒，干燥，加入牡丹皮挥发性成分，混匀，装胶囊，制成1000粒，即得。

【性状】本品为胶囊剂，内容物为棕黄色至棕褐色的颗粒和细末；气微香，味微苦。

【功用】活血、化瘀、消癥。

【主治】瘀阻胞宫证。症见妇人素有癥块，妊娠漏下不止，或胎动不安，血色紫黑晦暗，腹痛拒按，或经闭腹痛，或产后恶露不尽而腹痛拒按者；舌质紫暗或有瘀点，脉沉涩。

【方解】本药治证乃因瘀阻胞宫所致。治宜活血、化瘀、消癥。方中桂枝温通经脉而行瘀滞；桃仁活血祛瘀，为消癥之要药，共为君药。牡丹皮既能活血祛瘀，又能清瘀血郁久所化之热，为臣药。白芍养血和血，与诸祛瘀药合用，使祛瘀而不伤正；茯苓甘平，渗湿祛痰，以助消癥之用，且健脾益胃，以扶正气，与白芍共为佐药。诸药合用，共奏活血化瘀、缓消癥块之功。

【临床应用】

1. **辨证要点** 本药为治疗瘀阻胞宫的常用成药。临床应用以少腹有癥块，血色紫黑晦暗，腹痛拒按，舌质紫暗，脉沉涩为辨证要点。

2. **配伍应用** 伴肝郁气滞者，配伍逍遥丸。

3. **现代应用** 子宫肌瘤、子宫内膜异位症、卵巢囊肿、附件炎、慢性盆腔炎、前列腺增生等，证属瘀血留滞者。

4. **应用注意** 本药体弱、阴道出血量多者慎用；经期及经后三天内停用；妊娠漏下不止，胎动不安者，应十分谨慎使用，以免误用伤胎。

5. **不良反应** 偶见药后胃脘不适、隐痛，停药后可自行消失。

【药理研究】现代药理研究表明，本药主要有改善血液流变性和微循环、抗血小板聚集、调节内分泌功能、抗炎、镇痛、镇静、抗肿瘤、抑制前列腺组织增生等作用。

【用法与用量】饭后口服。1次3粒，1日3次。前列腺增生疗程8周，其余适应证疗程12周，或遵医嘱。

【其他剂型】本药还有丸剂、片剂。

加味生化颗粒

（《中国药典》2020年版一部）

【处方】当归266g 桃仁266g 益母草266g 赤芍200g 艾叶200g 川芎200g 炙甘草200g 炮姜200g 荆芥200g 阿胶34g

【制法】以上10味，除阿胶外，其余当归等9味加水煎煮2次，每次2小时，合并煎液，滤过，滤液减压浓缩至适量，静置24小时，取上清液备用。另取阿胶融化后，加入上述澄清药液中，继续浓缩至相对密度为1.2的清膏，加入蔗糖和糊精适量，混匀，制成颗粒，干燥，制成1000g，即得。

【性状】本品为黄棕色的颗粒；气微，味甜、微苦。

【功用】活血化瘀，温经止痛。

【主治】血虚寒凝，瘀阻胞宫证。症见产后恶露不尽，色紫暗或有血块，小腹冷痛；舌质紫暗或有瘀点，脉细涩。

【方解】本药治证乃因血虚寒凝，瘀阻胞宫所致。治宜活血化瘀，温经止痛。方中当归辛温养血活血，祛瘀生新，为君药。桃仁、益母草、赤芍、川芎活血祛瘀，为臣药。炮姜、艾叶温经散寒，阿胶补血止血，荆芥祛风散寒，共为佐药。甘草调药和中，为使药。诸药相合，共奏养血活血、温经止痛之功。

【临床应用】

1. **辨证要点** 本药为治疗产后血虚寒凝，恶露不尽的常用成药。临床应用以产后恶露不尽，小腹冷痛，舌质紫暗，脉细涩为辨证要点。

2. **现代应用** 产后子宫复旧不良、产后子宫收缩痛、胎盘残留等，证属血虚寒凝，瘀阻胞宫者。

3. **应用注意** 本药产后大出血者禁用，血热证者慎用。服药期间，忌食生冷，起居避风寒。

【药理研究】现代药理研究表明，本药主要有收缩子宫平滑肌、促进造血功能等作用。

【用法与用量】开水冲服。1次15g，1日3次。

复方益母草膏

（《卫生部颁药品标准：中药成方制剂》第十九册）

【处方】鲜益母草 500g　当归 10g　川芎 10g　白芍 10g　地黄 10g　红花 10g

【制法】以上6味，将鲜益母草切段加水煎煮2次，合并煎液，滤过，滤液浓缩至相对密度为1.20～1.28（25℃）的清膏备用。红花加水煎煮2次，其余当归等4味加水煎煮3次，合并煎液，滤过，滤液浓缩至相对密度为1.28～1.30（25℃）的清膏。将上述两种清膏合并，混匀，每500g清膏加红糖175g，加苯甲酸钠0.3%，混匀，浓缩至规定的相对密度，滤过，即得。

【性状】本品为黑褐色稠厚的半流体；味甜，微苦。

【功用】养血调经，化瘀生新。

【主治】营血虚滞，月经不调证。症见月经不调，经行腹痛，经量少，色紫暗，或夹血块，或经少经闭，脐腹疼痛，头晕，心悸，面色少华；舌淡暗，脉细涩。亦治产后恶露不行，产后血晕，胞衣不下。

【方解】本药治证乃因营血亏虚，瘀血阻滞，冲任失养所致。治宜养血调经，化瘀生新。方中益母草活血调经，祛瘀生新，为妇科经产良药，故重用为君药。当归补血和血，补中有行；地黄滋补营血；白芍养血敛阴，缓急止痛；川芎辛温走窜，活血行气；四药相伍，即为"四物"，补血和血，调经止痛，共为臣药。红花活血通经，祛瘀止痛，为佐药。诸药相合，实为补血调经名方"四物汤"加味，使血虚得补，血滞得行，共奏养血调经、化瘀生新之功。

【临床应用】

1. 辨证要点　本药为治疗营血虚滞所致月经不调的常用成药。临床应用以月经不调，经行腹痛，量少色暗，脉细涩为辨证要点。

2. 现代应用　妇女月经不调、痛经、经闭及产后胎盘残留等，证属营血虚滞者。

3. 应用注意　本药孕妇禁用，产后腹痛因瘀热所致者慎用，月经过多者慎用。服药期间，忌食生冷食物。

【药理研究】现代药理研究表明，本药主要有抗炎、镇痛、止血、改善微循环、抗血栓形成、影响子宫收缩等作用。

【用法与用量】口服。1次15g，1日2次。

【其他剂型】本药还有流浸膏、胶囊。

七厘散

（《中国药典》2020 年版一部）

【处方】血竭 500g　红花 75g　朱砂 60g　没药（制）75g　儿茶 120g　冰片 6g　麝香 6g　乳香（制）75g

【制法】以上 8 味，除麝香、冰片外，朱砂水飞成极细粉；其余血竭等 5 味粉碎成细粉；将麝香、冰片研细，与上述粉末配研，过筛，混匀，即得。

【功用】化瘀消肿，止痛止血。

【主治】跌仆损伤，瘀血疼痛，外伤出血。

【方解】七厘散为外伤常用药之一。方中以乳香、没药、血竭、红花散瘀活血，消肿止痛；用儿茶清热止血；配麝香、冰片芳香走窜，通气化瘀，增强消肿止痛效果；配朱砂镇心安神，以治因外伤疼痛引起的心神不安。凡因外伤所致的瘀血作痛或皮肤出血，内服外敷均可应用。

【临床应用】

1. 辨证要点　以瘀血疼痛，外伤出血为诊断要点。

2. 现代应用　用于跌打损伤、外伤出血等。

3. 应用注意　孕妇禁用。

【药理作用】主要有镇痛、止血、扩血管、抗炎、抗菌、抗血栓形成等作用。

【用法与用量】口服。1 次 11.5g，1 日 1 ～ 3 次。外用，调敷患处。

【其他剂型】本品还有胶囊等剂型。

第二节　止血类

止血中成药，具有止血之功。适用于各种原因引起的出血证，如吐血、衄血、便血、尿血、崩漏等。其处方多以止血药如槐花、地榆、艾叶、侧柏叶，或化瘀止血药如三七等为主组成。常用的中成药有地榆槐角丸、三七片、云南白药胶囊、脏连丸等。

槐角丸

（《中国药典》2020 年版一部）

【处方】槐角（清炒）200g　地榆炭 100g　黄芩 100g　麸炒枳壳 100g　当归 100g　防风 100g

【制法】以上 6 味，粉碎成细粉，过筛，混匀。每 100g 粉末用炼蜜 45 ～ 55g 加适量的水泛丸，干燥，制成水蜜丸；或加炼蜜 130 ～ 150g 制成小蜜丸或大蜜丸，即得。

【功用】清肠疏风，凉血止血。

【主治】血热所致的肠风便血、痔疮肿痛。

【方解】方中槐角味苦性微寒，专清大肠湿热，凉血止血，为君药。地榆炭凉血止血，防风疏风止血，共为臣药。黄芩清热燥湿，当归养血活血，枳壳下气宽肠，共为佐药。诸药合用，既能凉血止血，又能清肠疏风，风热湿毒既清，便血自止，共奏清肠疏风、凉血止血之功。

【临床应用】

1. **辨证要点**　以肠风便血、痔疮肿痛为辨证要点。

2. **配伍应用**　便秘者，配伍麻仁丸。

3. **现代应用**　内外痔疮、肛裂等。

4. **应用注意**　虚寒性便血不宜用；孕妇慎用；失血过多，身体虚弱者慎用。若痔疮便血，发炎肿痛严重和便血呈喷射状者，应立即采取综合急救措施。服药期间，忌食辛辣油腻之品。

【药理作用】主要有止血、镇痛、抗炎、抗菌、降血脂等作用。

【用法与用量】口服。水蜜丸1次6g，小蜜丸1次9g，大蜜丸1次1丸，1日2次。

【其他剂型】本品还有颗粒剂。

地榆槐角丸

（《中国药典》2020年版一部）

【处方】地榆炭72g　蜜槐角108g　炒槐花72g　大黄36g　黄芩72g　地黄72g　当归36g　赤芍36g　红花9g　防风36g　荆芥穗36g　麸炒枳壳36g

【制法】以上12味，粉碎成细粉，过筛，混匀，每100g粉末加炼蜜140～160g制成大蜜丸，或加炼蜜30～40g和适量水制成水蜜丸，干燥即得。

【性状】本品为黑色的大蜜丸或水蜜丸；气微，味苦、涩。

【功用】疏风凉血，泄热润燥。

【主治】风热湿毒壅滞肠中所致便血。症见大便带血，血色鲜红，或痔疮肛瘘，肛门肿痛，口苦，大便秘结；舌红苔黄腻，脉滑数。

【方解】本药治证乃因风热湿毒壅滞肠中，损伤脉络所致。治宜疏风凉血，泄热润燥。方中槐角、槐花、地榆清热泻火，凉血止血，尤善治便血，共为君药。黄芩清热燥湿，并能解毒；大黄泄热通腑，以助湿毒排泄，共为臣药。地黄、当归、赤芍、红花补血活血，既补已伤之血，又防止血留瘀；荆芥、防风疏风止血；枳壳行气宽肠，与上药共为佐药。诸药相合，共奏疏风凉血、泄热润燥之功。

【临床应用】

1. **辨证要点**　本药为治疗风热湿毒便血的常用成药。临床应用以大便带血，血色鲜红，大便秘结，舌红苔黄腻，脉滑数为辨证要点。

2. **现代应用**　痔疮、肛裂、结肠炎等，证属风热湿毒壅滞肠中，损伤脉络所致者。

3. **应用注意**　本药性偏寒凉，不宜久服；孕妇忌用。服药期间，忌食辛辣刺激之品。

4. **不良反应**　有文献报道，服用地榆槐角丸可发生过敏反应，停药后消失。

【药理研究】现代药理研究表明，本药主要有抗炎、消肿、镇痛、抗凝血等作用。

【用法与用量】口服。大蜜丸1次1丸，水蜜丸1次5g，1日2次。

脏连丸

（《中国药典》2020 年版一部）

【处方】黄连 25g　黄芩 150g　地黄 75g　赤芍 50g　当归 50g　槐角 100g　槐花 75g　荆芥穗 50g　地榆炭 75g　阿胶 50g

【制法】以上 10 味，粉碎成粗粉。另取鲜猪大肠 350g，洗净，切段，与粗粉拌匀，蒸透，干燥，粉碎成细粉，过筛，混匀。每 100g 粉末用炼蜜 6～10g 加适量的水泛丸，干燥，制成水蜜丸；或加炼蜜 80～100g 制成小蜜丸或大蜜丸，即得。

【性状】本品为棕褐色至黑褐色的水蜜丸，黑褐色的小蜜丸或大蜜丸；味苦。

【功用】清肠凉血，疏风止血。

【主治】肠风脏毒下血。症见大便带血，血色鲜红，或痔疮肿痛，肛门灼热；舌苔黄腻，脉滑数。

【方解】本药治证乃因湿热壅滞肠中，损伤肠络所致。治宜清肠凉血，疏风止血。方中槐角、槐花清热泻火，凉血止血，尤善治便血，共为君药。黄连、黄芩清热燥湿，并能解毒，共为臣药。地榆、地黄凉血止血；当归、赤芍、阿胶补血活血，既补已伤之血，又防止血留瘀，阿胶兼能止血；荆芥辛散疏风，与血分药相伍以助止血，与上药共为佐药。诸药相合，共奏清肠凉血、疏风止血之功。

【临床应用】

1. **辨证要点**　本药为治疗肠风脏毒便血的常用成药。临床应用以痔疮便血，血色鲜红，舌苔黄腻，脉滑数为辨证要点。

2. **配伍应用**　便秘者，配伍麻仁丸。

3. **现代应用**　痔疮、结肠炎、肛裂等，证属湿热壅滞肠中，损伤肠络者。

4. **应用注意**　本药性偏寒凉，不宜久服；体弱年迈者慎用，孕妇忌用。服药期间，忌食辛辣。

【药理研究】现代药理研究表明，本药主要有抗炎、消肿、镇痛、抗凝血等作用。

【用法与用量】口服。大蜜丸 1 次 1 丸，小蜜丸 1 次 9g，水蜜丸 1 次 6～9g，1 日 2 次。

学习小结

理血中成药主要适用于血瘀和出血病证，根据功效不同，分为活血祛瘀和止血两类。

活血祛瘀中成药适用于各种原因所致瘀血病证。其中血府逐瘀胶囊长于活血祛瘀，理气宽胸；适用于胸中血瘀气滞证，复方丹参片长于化瘀止痛，并能芳香通脉；适用于瘀血阻滞之胸痹证。冠心苏合丸长于理气、宽胸、止痛；适用于寒凝气滞，心腹卒痛证。桂枝茯苓胶囊长于活血、化瘀、消癥；适用于瘀阻胞宫，需渐消缓散者。加味生化颗粒长于活血化瘀，并能温经止痛；适用于血虚寒凝，瘀阻胞宫证。复方益母草膏长于养血调经，化瘀生新；适用于营血虚滞，月经不调证。

　　止血中成药适用于各种原因引起的出血证。其中槐角丸、地榆槐角丸长于疏风凉血，泄热润燥；适用于风热湿毒壅滞肠中所致便血。脏连丸长于清肠凉血，适用于肠风脏毒下血。

复习思考题

1. 理血中成药使用时应注意什么？
2. 比较血府逐瘀胶囊、复方丹参片、冠心苏合丸的功用和主治病证。
3. 桂枝茯苓丸、加味生化颗粒临床应如何区别使用？
4. 复方益母草膏用治月经不调，临床辨证要点是什么？
5. 地榆槐角丸临床用治便血，其辨证要点是什么？

第十七章　治风中成药

学习目的　学习临床常用的 6 种治风中成药的组成、功用、主治、方解及临床应用。

学习要点

1. 掌握：川芎茶调丸、大活络丸、天麻钩藤颗粒的组成、功用、主治、方解及临床应用。

2. 熟悉：独活寄生合剂的功用、主治、方解及临床应用。

3. 了解：芎菊上清丸、小活络丸的功用、主治、临床应用。

凡以辛散祛风或息风止痉的药物为主组成，具有疏散外风或平息内风的作用，用于治疗风病的一类中成药，统称为治风中成药。

风病的范围很广，病情变化亦复杂多样。但概而言之，可分为外风和内风两大类。所谓外风，乃风邪外袭，侵入人体肌表、经络、筋骨和关节之间，而出现头痛、恶风、肌肤瘙痒、关节屈伸不利等症。由于风邪致病多有兼夹，故常伴见寒、湿、热、痰、燥的临床表现。内风乃多种病因引起脏腑功能失调所致，热极动风、肝阳化风、阴虚风动、血虚生风等是其病机。常见眩晕、震颤、四肢抽搐、言语謇涩、半身不遂等。治疗外风宜疏散，内风宜平息，故本章中成药相应地分为疏散外风和平息内风两类。

现代研究提示，治风中成药中疏散外风类的药物多具有抗炎、镇痛、镇静、解热等作用；平息内风类的药物则多具有改善微循环、扩张血管、抗凝血、抑制血小板集聚等作用。

运用治风中成药应注意：首先，必须分清外风、内风，分别选用疏散外风或平息内风法。其次，需辨明外风是否引动内风，内风是否兼有外风。若二者兼有则兼而治之。第三，辨清兼证，因风邪为患每多夹寒、热、痰、湿、燥等因素，故应针对不同证情，灵活加减化裁，或数法合用，分别给予祛寒、清热、祛痰、化湿、润燥等药配用。最后，辛散疏风药性多温燥，易伤津液，且易助火，故对于阴虚阳亢、津液不足者均应慎用。

第一节　疏散外风类

疏散外风中成药，具有疏风、除湿、止痒之功，适用于外风所致诸证。常以疏散外风药如川芎、羌活、独活、防风、白芷等药为主组成。因"风性善动"，风邪阻于经脉常致痹病，故多配伍蜈蚣、全蝎、地龙等以通经活络止痛。代表中成药有川芎茶调丸、正天丸等。

川芎茶调丸

（《中国药典》2020 年版一部）

【处方】川芎 120g　白芷 60g　羌活 60g　细辛 30g　防风 45g　荆芥 120g　薄荷 240g　甘草 60g

【制法】以上 8 味，粉碎成细粉，过筛，混匀，用水泛丸，低温干燥，即得。

【性状】本品为黄棕色至棕褐色的水丸；气香，味辛、甘、微苦。

【功用】疏风止痛。

【主治】外感风邪头痛。症见偏正头痛，或颠顶作痛，目眩鼻塞，或恶寒发热；舌淡红，苔薄白，脉浮。

【方解】本药治证乃因外感风邪所致。治宜疏风止痛。方中川芎辛温升散，长于祛风止痛，为治疗头痛要药，尤对风邪侵犯少阳、厥阴经而致头顶或两侧头痛较好，为君药。羌活、白芷、细辛既能发散风邪，又能止头痛，其中羌活长于治后脑连及项部之太阳经头痛；白芷性善上行而入阳明经，治疗鼻部、眉棱骨及前额部疼痛效佳；细辛长于治疗少阴头痛；三药合用为臣药，增强君药祛风止痛之功，君臣相配，疏风止痛，效专力强，且各有侧重，相得益彰。荆芥、薄荷疏散上部之风邪，且能清利头目；防风辛散上行，祛风解表，胜湿止痛，皆为佐药。甘草益气和中，调和诸药；服药时以清茶调下，取其苦凉清上降下之性，既可上清利头目，又可制约诸风药过于温燥与升散，使升中有降，与甘草共为使药。诸药合用，共奏疏风止痛之功。

【临床应用】

1. 辨证要点　本药是治疗外感风邪头痛的常用成药。临床应用以头痛，鼻塞，恶风，舌苔薄白，脉浮为辨证要点。

2. 配伍应用　外感风热明显者，配伍桑菊感冒片。

3. 现代应用　感冒头痛、偏头痛、血管神经性头痛、慢性鼻炎、鼻窦炎等，证属外感风邪者。

4. 应用注意　本药针对外感风邪头痛所设，气虚、血虚或肝肾阴虚、肝阳上亢、肝风内动等内伤引起的头痛不宜使用；不能长期、超量服用；孕妇禁用。服药期间，忌用烟酒、辛辣及油腻食物。

【药理研究】现代药理研究表明，本药主要有镇痛、镇静、抗炎、解热、抑菌、改善微循环等作用。

【用法与用量】饭后清茶送服。1 次 3 ～ 6g，1 日 2 次。

【其他剂型】本药还有散剂、口服液、片剂、颗粒剂、袋泡茶、浓缩丸、滴丸等剂型。

芎菊上清丸

（《中国药典》2020 年版一部）

【处方】川芎 20g　菊花 240g　黄芩 120g　栀子 30g　炒蔓荆子 30g　黄连 20g　薄荷 20g　连翘 30g　荆芥穗 30g　羌活 20g　藁本 20g　桔梗 30g　防风 30g　甘草 20g　白芷 80g

【制法】以上 15 味，粉碎成细粉，过筛，混匀，用水泛丸，干燥，即得。

【性状】本品为棕黄色至棕褐色的水丸；味苦。

【功用】清热解表，疏风止痛。

【主治】外感风热头痛。症见恶风身热，偏正头痛，鼻流清涕，牙疼喉痛；舌淡红，苔薄黄，脉浮数。

【方解】本药治证乃因外感风热所致。治宜清热解表，疏风止痛。方中菊花用量独重，辛甘苦，微寒，长于散风清热；川芎辛温升散，长于祛风止痛，为治疗头痛要药；二者合用，祛风止痛，清热解表，共为君药。蔓荆子、薄荷可疏散风热，清利头目，为臣药。连翘、黄芩、黄连、栀子清热泻火，解毒止痛，苦寒又可制约风药之过于辛散温燥；羌活、白芷、藁本、荆芥穗、防风祛风解表，通络止痛，俱为佐药。桔梗载药上行头面，甘草调和诸药，共为使药。诸药合用，共奏疏风止痛、清热解表之功。

【临床应用】

1. **辨证要点**　本药是治疗外感风热头痛的常用成药。临床应用以头痛，恶风，鼻塞流涕，舌淡红，苔薄黄，脉浮数为辨证要点。

2. **现代应用**　感冒、流行性感冒、上呼吸道感染、偏头痛、血管神经性头痛、慢性鼻炎、鼻窦炎等，证属外感风热者。

3. **应用注意**　因肝火上炎、风阳上扰等所致的头痛慎用，体虚者慎用。服药期间，忌用辛辣、油腻食物。

【用法与用量】口服。1 次 6g，1 日 2 次。

【其他剂型】本药还有片剂、颗粒剂。

大活络丸

（《临床用药须知：中药成方制剂》）

【处方】蕲蛇　乌梢蛇　全蝎　地龙　天麻　威灵仙　制草乌　肉桂　细辛　麻黄　防风　羌活　松香　广藿香　豆蔻　僵蚕（炒）　天南星（制）　牛黄　乌药　丁香　沉香　木香　香附（醋制）　青皮　麝香　安息香　冰片　两头尖　赤芍　乳香（制）　没药（制）　血竭　黄连　黄芩　贯众　葛根　水牛角　大黄　玄参　红参　白术（麸炒）　甘草　当归　熟地黄　何首乌　骨碎补（烫，去毛）　狗骨（油酥）　龟甲（醋淬）（《临床用药须知》无药量）

【制法】以上诸药，粉碎成细粉，过筛，混匀。每 100g 粉末加炼蜜 120～130g 制成大蜜丸，即得。

【性状】本品为棕褐色的大蜜丸；气微香，味苦。

【功能】祛风散寒，除湿化痰，活络止痛。

【主治】风痰瘀阻，邪实正虚之中风。症见半身不遂，肢体麻木，足痿无力，舌暗淡，脉沉涩；或痰湿瘀阻之痹病，筋脉拘急，腰腿疼痛；亦可用于跌打损伤，行走不利及胸痹心痛。

【配伍】本药治证乃因风痰瘀阻，邪实正虚所致。治宜祛风散寒，除湿化痰，活络止痛。方中蕲蛇、乌梢蛇、地龙、全蝎、天麻、威灵仙，善行走窜蠕动而搜风通络剔邪。制草乌、肉桂、麻黄、细辛、防风、羌活、松香祛风散寒止痛。广藿香、豆蔻、僵蚕、天南星、乌药、丁香、沉香、木香、香附、青皮、麝香、安息香、冰片行气活血，除湿化痰。两头尖、赤芍、乳香、没药、血竭活血止痛。黄连、黄芩、贯众、葛根、水牛角、牛黄、大黄、玄参清除伏热，并制约诸温热药的温燥之性。红参、白术、甘草、当归、熟地黄、何首乌、骨碎补、狗骨、龟甲益气养血，补益肝肾，强壮筋骨，以扶正祛邪。诸药合用，攻补兼施，寒热并用，共奏祛风散寒、除湿化痰、活血通络之功。

【临床应用】

1. **辨证要点**　本药为治疗风痰瘀阻，邪实正虚所致中风的常用成药。临床应用以半身不遂，肢体麻木，足痿无力，舌暗淡，脉沉涩为辨证要点。

2. **现代应用**　面神经麻痹、面神经炎、脑血栓形成、风湿性关节炎、类风湿性关节炎、强直性脊柱炎、骨髓灰质炎、小儿麻痹症、脑血管意外后遗症、癫痫、荨麻疹、阳痿、慢性骨髓炎、冠心病心绞痛等，证属风痰瘀阻经络，正气不足者。

3. **应用注意**　孕妇禁用；阴虚火旺及脾胃虚寒者慎用；缺血性中风，急性期不宜单纯使用该药治疗。服药期间，忌食油腻食物，戒酒。

4. **不良反应**　有服用本药后患者四肢及头面部出现散在红色斑丘疹或疱疹的报道。过量服用可致急性胃黏膜损伤出血及过敏反应等。

【药理研究】现代药理研究表明，本药主要有抗动脉粥样硬化、增加脑血流量、抑制血栓形成、兴奋骨骼肌及抗炎等作用。

【用法与用量】温黄酒或温开水送服。1次1丸，1日1～2次。

小活络丸

（《中国药典》2020年版一部）

【处方】胆南星 180g　制川乌 180g　制草乌 180g　地龙 180g　乳香（制）66g　没药（制）66g

【制法】以上6味，粉碎成细粉，过筛，混匀。每100g粉末加炼蜜120～130g制成小蜜丸或大蜜丸，即得。

【性状】本品为黑褐色至黑色的小蜜丸或大蜜丸；气腥，味苦。

【功用】祛风散寒，化痰除湿，活血止痛。

【主治】风寒湿邪闭阻、痰瘀阻络所致的痹证。症见肢体关节疼痛，或冷痛，或刺痛，或疼痛夜甚，关节屈伸不利，麻木拘挛。

【方解】方中川乌、草乌大辛大热，祛风除湿，温经通络，且止痛作用强，共为君药。胆南星辛温燥烈，祛风燥湿化痰，以除经络中之风痰湿浊，是为臣药。佐以乳香、没药行气活血，化瘀通络，使气血流畅，则风寒湿邪不得留滞，且亦有止痛之功；地龙性善走窜，为入络之佳品，功能通经活络。以酒送服，取其辛散温通之性以助药势，并可引主药直达病所，为使药。诸药合用，使风寒湿邪与痰浊、瘀血得以祛除，经络通，营卫调和，则肢体肌肤得以保养，诸症自可痊愈。

【临床应用】

1.辨证要点　本方为治疗风寒湿与痰瘀阻络之常用方。以肢体筋脉挛痛，关节屈伸不利，舌淡紫苔白为辩证要点。

2.现代应用　本方常用于治疗慢性风湿性关节炎、类风湿关节炎、骨质增生症、坐骨神经痛、肩周炎及中风后遗症等，证属风寒湿痰瘀留滞经络者。

3.应用注意　阴虚有热者及孕妇禁服。

【药理研究】本药主要有抗炎镇痛、免疫抑制等作用。

【用法与用量】黄酒或温开水送服。小蜜丸1次3g（15丸），大蜜丸1次1丸，1日2次。

独活寄生合剂

（《中国药典》2020年版一部）

【处方】独活98g　桑寄生65g　秦艽65g　防风65g　细辛65g　当归65g　白芍65g　川芎65g　熟地黄65g　盐杜仲65g　川牛膝65g　党参65g　茯苓65g　甘草65g　桂枝65g

【制法】以上15味，秦艽、白芍和盐杜仲，用70%乙醇作溶剂，浸渍、渗漉，收集渗漉液，回收乙醇；独活、细辛、桂枝、防风、川芎和当归提取挥发油；药渣与其余桑寄生等6味药物加水煎煮2次，第1次3小时，第2次2小时，煎液合并，滤过，浓缩后与渗漉液合并，静置，滤过，浓缩至约760mL，放冷，加入乙醇240mL和上述挥发油，加水至1000mL，搅匀，即得。

【性状】本品为棕黑色的澄清液体；气芳香，味苦。

【功用】祛风湿，止痹痛，益肝肾，补气血。

【主治】风寒湿闭阻，肝肾两亏，气血不足之痹证。症见腰膝疼痛，痿软，肢节屈伸不利，或麻木不仁，畏寒喜温，心悸气短；舌淡苔白，脉细弱。

【方解】本药治证乃因风寒湿闭阻、肝肾两亏、气血不足所致。治宜祛风湿，止痹痛，益肝肾，补气血。方中重用独活为君，本品辛苦微温，善治伏风，除久痹，且性善下行，以祛下焦与筋骨间的风寒湿邪。臣以细辛、防风、秦艽、桂心；细辛入少阴肾经，长于搜剔阴经之风寒湿邪，又除经络留湿；防风祛一身之风而胜湿；秦艽祛风湿，舒筋络而利关节；桂心温经散寒，通利血脉；君臣相伍，共祛风寒湿邪。本证因痹证日久而见肝肾两虚，气血不足，遂佐入桑寄生、杜仲、牛膝以补益肝肾而强壮筋骨，且桑寄生兼可祛风湿，牛膝尚能活血以通利肢节筋络；当归、川芎、地黄、白芍养血和血；

人参、茯苓、甘草健脾益气；以上诸药合用，具有补肝肾、益气血之功；且白芍与甘草相合，尚能柔肝缓急，以助舒筋。当归、川芎、牛膝、桂心活血，寓"血行风自灭"之意。甘草调和诸药，兼使药之用。综观全方，以祛风寒湿邪为主，辅以补肝肾益气血之品，邪正兼顾，祛邪不伤正，扶正不留邪。

【临床应用】

1. 辨证要点　本药为治疗风寒湿闭阻，肝肾两亏，气血不足所致痹证的常用成药。临床应用以腰膝冷痛，肢节屈伸不利，入夜尤甚，心悸气短，舌淡苔白，脉细弱为辨证要点。

2. 现代应用　风湿性关节炎、类风湿关节炎、坐骨神经痛、骨性关节炎，腰肌劳损、腰椎骨质增生、腰椎间盘突出等，证属风寒湿闭阻，肝肾两亏，气血不足者。

3. 应用注意　孕妇慎用，痹证之属湿热实证者慎用。

4. 不良反应　有文献报道，服用本品后出现脸部潮热，头晕，恶心呕吐，咽部水肿，心跳加快，呼吸抑制，伴四肢麻木、两腿发软等不良反应。

【药理研究】现代药理研究表明，本药主要有抗炎、镇痛、扩张血管、改善微循环等作用。

【用法与用量】口服。1 次 15 ～ 20mL，1 日 3 次；用时摇匀。

【其他剂型】本药还有丸剂、颗粒剂。

第二节　平息内风类

平息内风中成药，具有平抑肝阳、息风止痉之功，适用于肝阳上亢或肝风内动病证。常以平息内风药如钩藤、羚羊角、石决明等为主组成，配伍滋阴药如生地黄、麦冬、白芍等，疏肝理气药如川楝子、茵陈蒿、麦芽等组合成方。代表中成药有天麻钩藤颗粒。

天麻钩藤颗粒

（《中国药典》2020 年版一部）

【处方】天麻 80.5g　钩藤 268g　石决明 214.5g　栀子 80.5g　黄芩 80.5g　牛膝 80.5g　盐杜仲 107g　益母草 107g　桑寄生 214.5g　首乌藤 134g　茯苓 134g

【制法】以上 11 味，天麻粉碎成细粉，备用；其余 10 味药物加水煎煮 2 次，合并煎液，滤过，滤液浓缩到适量，加蔗糖、糊精适量与天麻细粉混匀，制成颗粒，干燥，制成 1000g；或取滤液浓缩至适量，取糊精适量与上述天麻细粉混匀，加浓缩液，制成 500g（无蔗糖），即得。

【性状】本品为黄棕色至棕褐色的颗粒；味微苦、微甜；或味苦（无蔗糖）。

【功用】平肝息风，清热活血，补益肝肾。

【主治】肝肾阴虚，肝阳上亢，火热上扰证。症见头痛，眩晕，耳鸣，失眠，舌红，苔黄，脉弦或数；高血压见上述证候者。

【**方解**】本药治证乃因肝肾阴虚，肝阳上亢，火热上扰所致。治宜平肝息风，清热活血，补益肝肾。方中天麻、钩藤平肝息风，用为君药。石决明咸寒质重，平肝降逆，潜阳息风，并能除热明目，与君药合用，加强平肝息风之力，共为臣药。杜仲补益肝肾；栀子、黄芩清肝泻火，以折其亢阳；益母草清热活血；夜交藤、朱茯神宁心安神，均为方中佐药。川牛膝引血下行，并能活血，补益肝肾，为佐使药。本药配伍，重在平肝息风为主，配以清热、活血、安神、补益肝肾之品，标本兼治，但以治标为主，共成平肝息风、清热活血、补益肝肾之剂。

【**临床应用**】

1. 辨证要点 本药为治疗肝肾阴虚，肝阳上亢，火热上扰证的常用成药。临床应用以头痛，眩晕，失眠，舌红，苔黄，脉弦或弦数为辨证要点。

2. 配伍应用 伴心脾两虚，失眠者，配伍归脾丸。

3. 现代应用 高血压病、脑血栓形成、脑出血、脑梗死、内耳性眩晕、颈椎病等，证属肝肾阴虚，肝阳上亢，火热上扰者。

4. 应用注意 血虚头痛者、阴虚动风者忌用。服药期间饮食宜清淡，戒恼怒，节房事。

【**药理研究**】现代药理研究表明，本药主要有降压、抗血小板凝集、镇痛等作用，并可预防中风的形成。

【**用法与用量**】开水冲服。1次一袋，1日3次。或遵医嘱。

学习小结

治风中成药主要适用于风病，根据功效不同，分为疏散外风和平息内风两类。

疏散外风中成药适用于外风病证。川芎茶调丸、芎菊上清丸均可治疗头痛。川芎茶调丸长于疏风止痛，适用于外感风邪头痛。芎菊上清丸长于清热解表，散风止痛；适用于外感风热头痛。大活络丸长于祛风散寒，除湿化痰，活络止痛；适用于风痰瘀阻，邪实正虚之中风。独活寄生合剂长于祛风湿，止痹痛，益肝肾，补气血；适用于风寒湿闭阻，肝肾两亏，气血不足之顽痹。

平息内风中成药适用于内风证。天麻钩藤颗粒长于平肝息风，清热活血，补益肝肾；适用于肝肾阴虚，肝阳上亢，火热上扰证。

复习思考题

1. 治风中成药主要适用于哪些病证？

2. 川芎茶调颗粒、大活络丸、天麻钩藤颗粒的功用、主治病证及其使用注意各是什么？

3. 川芎茶调丸、芎菊上清丸均可治疗头痛，临床如何区别使用？

4. 大活络丸和独活寄生合剂均可治疗痹证，临床如何区别使用？

第十八章　祛湿中成药

学习目的　学习临床常用的 10 种祛湿中成药的组成、功用、主治、方解及临床应用。

学习要点

1. 掌握：香苏正胃丸、二妙丸、四妙丸、八正合剂、五苓散、六一散的组成、功用、主治、方解及临床应用。

2. 熟悉：三金片、癃清片、排石颗粒的功用、主治、方解及临床应用。

3. 了解：萆薢分清丸的功用、主治及临床应用。

凡以祛湿药物为主组成，具有化湿利水、通淋泄浊作用，主治水湿内停病证的中成药，称为祛湿中成药。

湿病有外湿和内湿之分。外湿多因正气不足、久居湿地，或冒雨渍水，正不胜邪而致湿邪侵袭肌表、经络，临床常见恶寒发热、肢体困重、头重如裹、面浮目黄、肢体浮肿、关节肿痛等症状；内湿多由脏腑功能失调，导致水湿运化失常，积聚体内而成，临床常见胸痞腹胀、呕恶泄泻、黄疸淋浊、足跗浮肿等症状。根据湿邪积聚部位和性质的差异，本类药物分为燥湿和胃、清热祛湿和利水渗湿三大类。

现代研究提示祛湿中成药具有调节胃肠运动功能、利胆退黄、利尿、抗炎、抗菌等作用，部分祛湿中成药还具有镇痛、溶石排石、提高机体免疫功能、促进消化等作用。

应用祛湿中成药时应注意：首先，应分清内外湿。治疗内湿证，多配伍"利小便"之品，此谓"治湿不利小便，非其治也"，故阴虚或津伤者慎用。其次，由于本类中成药多由芳香燥湿或甘淡渗湿之品组成，应中病即止，不可大量、久用；水湿的生成和代谢与脾的运化功能最为密切，因此，后期宜调护脾脏，以恢复水液正常代谢。最后，饮食宜清淡，忌生冷、油腻的食物。

第一节　燥湿和胃类

燥湿和胃中成药，具有燥湿和胃之功。适用于脘腹痞满，嗳气吞酸，呕吐泄泻，食少体倦等。常由苦温燥湿与芳香化湿药如藿香、厚朴、白豆蔻、苍术等为主组成，并配以砂仁、陈皮等行气理脾之品。其代表成药有香苏正胃丸。

香苏正胃丸

（《中国药典》2020 年版一部）

【处方】广藿香 80g 紫苏叶 160g 香薷 80g 陈皮 40g 厚朴（姜制）80g 枳壳（麸炒）20g 砂仁 20g 白扁豆（炒）40g 山楂（炒）20g 六神曲（炒）20g 麦芽（炒）20g 茯苓 20g 甘草 11g 滑石 66g 朱砂 3.3g

【制法】以上 15 味，朱砂水飞成极细粉；其余广藿香等 14 味粉碎成细粉，与上述粉末配研，过筛，混匀，每 100g 粉末加炼蜜 120～150g 制成大蜜丸，即得。

【性状】本品为棕褐色至黑褐色的大蜜丸；味微甜，略酸苦。

【功用】解表化湿，和中消食。

【主治】外感暑湿，内伤食积证。症见头痛发热，停食停乳，腹痛胀满，呕吐泄泻，小便不利；舌苔白厚腻，脉濡数。

【方解】本药治证乃因外感暑湿，湿滞内停所致。治宜解表化湿，和中消食。方中广藿香、紫苏叶、香薷三药辛温发散，发表解暑，化湿和中，共为君药。厚朴、枳壳燥湿理气，下气除满；陈皮、砂仁理气醒脾，行气和中，共为臣药。茯苓、白扁豆益气健脾渗湿；滑石清暑利湿；山楂、神曲、麦芽消食和中；朱砂镇静安神，共为佐药。甘草健脾和中，调和诸药，为佐使药。诸药配伍，共奏解表化湿和中、消食行滞之功。

【临床应用】

1. **辨证要点** 本药为治疗外感暑湿，内有食积之暑湿证的常用成药。临床应用以呕吐泄泻，腹痛腹胀，发热头痛，舌苔白厚腻为辨证要点。

2. **配伍应用** 伴脾胃气虚者，配伍四君子丸。

3. **现代应用** 暑湿感冒、泄泻、呕吐，属暑湿证者；或急、慢性肠炎，急、慢性胃炎，消化不良等，属外感暑湿兼内伤食滞者。

4. **应用注意** 本品含朱砂，不宜过量久服；肝肾功能不全者禁用；不宜与碘化钾、碘化钠、溴化钾、溴化钠、亚硝酸盐、硫酸亚铁、碳酸氢钠等具有还原性的西药或含苯甲酸钠的西药合用，避免产生可溶性汞盐导致汞中毒；亦不宜与酶类制剂合用，避免抑制酶活性。孕妇慎用。服药期间，忌食生冷、辛辣之物。

【药理研究】现代药理研究表明，本药主要有解热、抗炎、抗病毒、调节胃肠功能、促进消化等作用。

【用法与用量】口服。1 次 1 丸，1 日 1～2 次；周岁以内的小儿酌减。

第二节 清热祛湿类

清热祛湿中成药，具有清热祛湿之功。适用于足膝红肿热痛，两足痿软，小便淋沥涩痛，带下色黄腥臭，舌红苔黄腻，脉缓数等湿热证。常以清热利湿药如茵陈蒿、滑石、薏苡仁等，与清热燥湿药如黄连、黄芩、黄柏等进行组方。代表成药有二妙丸、消炎利胆片、三金片、八正合剂、妇科千金片等。

二妙丸

（《中国药典》2020 年版一部）

【处方】苍术（炒）500g　黄柏（炒）500g

【制法】以上 2 味，粉碎成细粉，过筛，混匀，用水泛丸，干燥，即得。

【性状】本品为黄棕色的水丸；气微香，味苦涩。

【功用】清热燥湿。

【主治】湿热下注证。症见足膝红肿热痛，两足痿软，或湿热带下，色黄味臭，阴部湿痒，白带，小便短赤；舌质红，苔黄腻，脉滑数。

【方解】本药治证乃因湿热下注所致。治宜清热燥湿。方中黄柏苦寒，寒能清热，苦以燥湿，且偏走下焦，为治湿热下注之要药，清热燥湿，为君药。苍术芳香辛散，苦燥而温，燥湿健脾，为臣药。二药相伍，标本兼治，共奏清热燥湿之功。

【临床应用】

1. **辨证要点**　本药为治疗湿热下注证的常用成药。临床应用以足膝红肿热痛，小便短赤，舌苔黄腻为辨证要点。

2. **配伍应用**　湿热下注明显者，配伍龙胆泻肝丸。

3. **现代应用**　类风湿关节炎、急性痛风性关节炎、骨性关节炎、慢性盆腔炎、外阴湿疹、泌尿系统感染、下肢丹毒、湿疹等，证属湿热下注者。

4. **应用注意**　孕妇忌服，阴虚者禁用。服药期间，宜食用清淡易消化之品，忌食辛辣。

【药理研究】现代药理研究表明，本药主要有免疫抑制、抗炎、抗过敏、抗胃溃疡、镇静、降血糖等作用。

【用法与用量】口服。1 次 6～9g，1 日 2 次。

四妙丸

（《中国药典》2020 年版一部）

【处方】苍术 125g　牛膝 125g　盐黄柏 250g　薏苡仁 250g

【制法】以上 4 味，粉碎成细粉，过筛，混匀，泛丸，干燥，即得。

【性状】本品为浅黄色至黄褐色的水丸；气微，味苦、涩。

【功用】清热利湿。

【主治】湿热下注所致的痹证。症见足膝红肿，筋骨疼痛。

【方解】本药治证乃因湿热下注所致。治宜清热燥湿。方中黄柏苦寒，寒能清热，苦以燥湿，且偏走下焦，为治湿热下注之要药，清热燥湿，为君药。苍术芳香辛散，苦燥而温，燥湿健脾，为臣药。佐以牛膝能够补肝肾，并能引药下行；薏苡仁利湿清热。四药配伍，标本兼治，共奏清热燥湿之功。

【临床应用】

1. **辨证要点**　以足膝红肿热痛，筋骨疼痛，舌苔黄腻为辨证要点。

2. **配伍应用** 湿热下注明显者，配伍龙胆泻肝丸。

3. **现代应用** 类风湿关节炎、急性痛风性关节炎、骨性关节炎、慢性盆腔炎、外阴湿疹、泌尿系统感染、湿疹等，证属湿热下注者。

4. **应用注意** 孕妇慎用。

【**药理研究**】现代药理研究表明，本药主要有免疫抑制、抗炎、抗过敏等作用。

【**用法与用量**】口服。1次6g，1日2次。

三金片

(《中国药典》2020年版一部)

【**处方**】金樱根808g 菝葜404g 羊开口404g 金沙藤242.4g 积雪草242.4g

【**制法**】以上5味，加水煎煮2次，第1次2小时，第2次1小时，煎液滤过，滤液合并，浓缩至适量，喷雾干燥，加入辅料适量，混匀，制成颗粒，干燥，压片制成1000片（小片）或600片（大片），包糖衣或薄膜衣，即得。

【**性状**】本品为糖衣片或薄膜衣片，除去包衣后显棕色至黑褐色；味酸、涩、微苦。

【**功用**】清热解毒，利湿通淋，益肾。

【**主治**】湿热下注之淋证。症见小便短赤，淋沥涩痛，尿急频数，口苦口干；舌红苔黄腻，脉滑数。

【**方解**】本药治证乃因湿热下注所致。治宜清热解毒，利水通淋，益肾。方中金沙藤性味甘寒，清热解毒，利尿通淋；菝葜性味甘平，利小便，消肿痛，共为君药。羊开口、积雪草清热解毒，利尿通淋，兼补益肝肾，共为臣药。金樱根固肾缩尿，与君臣药相反相成，为佐药。诸药配伍，共奏清热解毒、利湿通淋之功。

【**临床应用**】

1. **辨证要点** 本药为治疗湿热下注之热淋的常用成药。临床应用以小便灼热涩痛，口苦口干，舌苔黄腻为辨证要点。

2. **配伍应用** 湿热下注，小便淋沥涩痛者，配伍八正合剂。

3. **现代应用** 急、慢性肾盂肾炎，膀胱炎，尿路感染，尿道炎等，证属下焦湿热者。

4. **应用注意** 糖衣片不适用于糖尿病患者。肝郁气滞或脾肾两虚者慎用。服药期间，忌食辛辣、油腻食品及烟酒刺激物品；多饮水，避免过度劳累。

5. **不良反应** 有服用三金片过敏的个案报道。

【**药理研究**】现代药理研究表明，本药主要有利尿、抗菌、镇痛、抗炎、提高免疫功能等作用。

【**用法与用量**】口服。小片1次5片，大片1次3片，1日3～4次。

【**其他剂型**】本药还有胶囊、颗粒剂。

八正合剂

（《中国药典》2020 年版一部）

【处方】瞿麦 118g　车前子（炒）118g　萹蓄 118g　大黄 118g　滑石 118g　川木通 118g　栀子 118g　甘草 118g　灯心草 59g

【制法】以上 9 味，车前子用 25% 乙醇浸渍，收集浸渍液。大黄用 50% 乙醇作溶剂，浸渍 24 小时后进行渗漉，收集渗漉液，减压回收乙醇。其余 7 味加水煎煮 3 次，滤过，合并滤液，滤液浓缩至约 1300mL，与浸渍液、渗漉液合并，静置，滤过，滤液浓缩至近 1000mL，加入苯甲酸钠 3g，加水使成 1000mL，搅匀，分装，即得。

【性状】本品为棕褐色的液体；味苦、微甜。

【功用】清热、利尿、通淋。

【主治】湿热淋证。症见小便短赤，淋沥涩痛，口燥咽干；舌苔黄腻，脉滑数。

【方解】本药治证乃因湿热下注，蕴于膀胱，气化不利所致。治宜清热、利尿、通淋。方中川木通上清心火，下利湿热；滑石滑利窍道，清热渗湿，利水通淋；两药合用，清热利尿通淋，共为君药。臣以萹蓄、瞿麦、车前子清利湿热，利水通淋。佐以大黄苦寒下行，通利二便，化瘀止痛；栀子通泻三焦，清热凉血；灯心草入小肠、心经，清心火，泻小肠实热，导热下行。甘草调和诸药，缓急止痛，可避免寒苦过甚，为使药。诸药合用，共奏清热、利尿、通淋之功。

【临床应用】

1. **辨证要点**　本药为湿热下注之淋证的常用成药。临床应用以尿频尿急，淋沥涩痛，口渴，苔黄腻，脉滑数为辨证要点。

2. **配伍应用**　湿热下注明显者，配伍二妙丸或四妙丸。

3. **现代运用**　泌尿系感染，泌尿系结石，非细菌性前列腺炎，急、慢性肾盂肾炎，淋病，产后、术后尿潴留，生殖系统感染等，证属湿热下注者。

4. **使用注意**　孕妇禁服，久病体虚者、儿童及老年人慎用，肝郁气滞或脾肾两虚者慎用；不可过量、久服。服药期间，注意多饮水，忌油腻之品及烟酒等刺激物品。

【药理研究】现代药理研究表明，本药主要有抑菌、利尿、解热、抗炎、镇痛等作用。

【用法与用量】口服，用时摇匀。1 次 15 ～ 20mL，每日 3 次。

【其他剂型】本药还有颗粒剂、片剂、胶囊等剂型。

六一散

（《中国药典》2020 年版一部）

【处方】滑石粉 600g　甘草 100g

【制法】以上 2 味，甘草粉碎成细粉，与滑石粉混匀，过筛，即得。

【功用】清暑利湿。

【主治】感受暑湿之邪所致的发热、身倦、口渴、泄泻、小便黄少；外用于治痱子。

【方解】本方治证乃感受暑湿所致。方中滑石甘淡性寒，体滑质重，既可清解暑热，以治暑热烦渴，又可通利水道，使三焦湿热从小便而泄，以为君药。生甘草甘平偏凉，清热泻火，益气和中；与滑石相伍，一则使利小便而津液不伤，二可防寒滑重坠以伐胃，为臣药。二药合用，清暑利湿，则诸症可愈。本方药性平和，是清暑利湿的常用中成药。

全方配伍，清中有利，共奏清暑利湿之功，故善治感受暑湿所致的发热、身倦、口渴、泄泻、小便黄少；外用治痱子。

【临床应用】

1. 辨证要点 本方为治疗暑湿及湿热壅滞所致小便不利的基础方。临床应用以身热烦渴，小便不利为辨证要点。

2. 配伍应用 气津两伤者，配伍生脉饮。

3. 现代应用 膀胱炎、尿道炎、皮肤瘙痒、急性肠炎等，临床见身热烦渴、小便不利、口渴等症，辨证属于暑湿内盛证者，也有选用本品的文献报道。

4. 应用注意 小便清长者慎用，孕妇慎用。服药期间，忌食辛辣食物。

【药理作用】主要有利尿、抗菌及保护黏膜等作用。

【用法与用量】调服或包煎服；1次6～9g，1日1～2次。外用，扑撒患处。

【其他剂型】尚未见其他剂型。

第三节 利水渗湿类

利水渗湿中成药，具有利水渗湿之功，适用于小便不利，甚至癃闭，小便混浊，水肿，舌淡苔白，脉沉等症。常以利水渗湿药如茯苓、泽泻、猪苓、滑石等为主组成。代表成药有五苓散、癃清片、排石颗粒、利胆排石片、石淋通片等。

五苓散

（《中国药典》2020年版一部）

【处方】茯苓180g　泽泻300g　猪苓180g　桂枝120g　白术（炒）180g

【制法】以上5味，粉碎成细粉，过筛，混匀，分装，即得。

【性状】本品为浅黄色的粉末；气微香，味微辛。

【功用】温阳化气，利湿行水。

【主治】阳不化气，水湿内停证。症见小便不利，水肿腹胀，呕逆泄泻，烦渴欲饮，甚则水入即吐；舌苔白，脉浮。

【方解】本药治证乃因阳不化气，水湿内停所致。治宜温阳化气，利湿行水。方中泽泻甘淡渗湿，入肾、膀胱经，功善利水渗湿消肿，重用为君药。茯苓、猪苓甘淡渗湿，健脾利湿，通利小便，增强君药利水渗湿之效，共为臣药。白术味苦性温，补气健脾，燥湿利水；桂枝味辛性热，补火助阳，温阳化气，以助膀胱气化，共为佐药。诸药合用，共奏温阳化气、利湿行水之功。

【临床应用】

1. 辨证要点 本药为治疗阳不化气，水湿内停证的常用中成药。临床应用以小便不利，水肿腹胀，烦渴欲饮，水入即吐，舌苔白为辨证要点。

2. 配伍应用 气虚明显者，配伍补中益气丸；肾阳虚者，配伍右归丸。

3. 现代应用 急、慢性肾炎，水肿，肝硬化腹水，心源性水肿，急性肠炎，尿潴留，慢性充血性心力衰竭，梅尼埃病，泌尿系感染，泌尿系结石，睾丸鞘膜积液，偏头痛等，证属膀胱化气不利，水湿内停者。

4. 应用注意 湿热下注，气滞水停之水肿者禁用；孕妇慎用。服药期间，忌食辛辣、油腻和煎炸类食物。

【药理研究】现代药理研究表明，本药主要有利尿、降压、降血脂等作用。

【用法与用量】口服。1 次 6～9g，1 日 2 次。

【其他剂型】本药还有片剂、胶囊剂。

癃清片

（《中国药典》2020 年版一部）

【处方】泽泻 174g　车前子 35g　败酱草 348g　金银花 174g　牡丹皮 174g　白花蛇舌草 348g　赤芍 174g　黄连 174g　黄柏 174g　仙鹤草 174g

【制法】以上 10 味，泽泻粉碎成细粉，过筛，备用；白花蛇舌草、仙鹤草、金银花、败酱草加水煎煮 2 次，每次 1 小时，滤过，合并滤液，浓缩成相对密度为 1.25～1.30（50℃）的清膏；其余 5 味用 60% 乙醇加热回流 3 次，第 1 次 3 小时，第 2 次 2 小时，第 3 次 1 小时，滤过，回收乙醇，浓缩成相对密度为 1.25～1.30（50℃）的清膏。合并上述清膏，加入泽泻细粉及辅料适量，混匀，制成颗粒，干燥，压制成 1000 片，或包薄膜衣，即得。

【性状】本品为棕色至棕褐色的片或薄膜衣片，除去包衣后显棕色至棕褐色；气芳香，味微苦。

【功用】清热解毒，凉血通淋。

【主治】下焦湿热之热淋证。症见小便短数，尿色黄赤，淋沥涩痛，口干咽燥，小腹拘急，或痛引腰腹，或尿线变细，小腹胀满；舌苔黄腻，脉滑数。

【方解】本药治证乃因湿热蕴结下焦所致。治宜清热解毒，凉血通淋。方中泽泻、车前子清热利湿，利尿通淋，共为君药。败酱草苦寒，清热解毒，凉血利湿；牡丹皮、赤芍清热凉血，共为臣药。金银花、白花蛇舌草清热解毒；黄连、黄柏清热燥湿；仙鹤草清热凉血止血，共为佐药。诸药合用，共成清热解毒、凉血通淋之功。

【临床应用】

1. 辨证要点 本药为治疗下焦湿热之热淋的常用成药。临床应用以小便短数，淋沥涩痛，口干咽燥，舌苔黄腻，脉滑数为辨证要点。

2. 现代应用 急、慢性泌尿系感染，泌尿系结石，前列腺增生，急、慢性前列腺炎症等，证属下焦湿热所致之热淋者。

3. 应用注意 肝郁气滞或脾肾两虚，膀胱气化不行所致的淋证慎用；肝郁气滞，脾虚气陷，肾阳衰惫，肾阴亏耗所致癃闭者慎用。服药期间，增加饮水，忌烟酒及辛辣油腻食品；避免过度劳累。

【药理研究】现代药理研究表明，本药主要有抑菌、抑制前列腺增生、利尿、抗炎、镇痛等作用。

【用法与用量】口服。1次6片，1日2次；重症：1次8片，1日3次。

【其他剂型】本药还有胶囊剂。

排石颗粒
（《中国药典》2020年版一部）

【处方】连钱草1038g 盐车前子156g 木通156g 徐长卿156g 石韦156g 忍冬藤260g 滑石260g 瞿麦156g 苘麻子156g 甘草260g

【制法】以上10味，取连钱草156g，加水煎煮2次，第1次3小时，第2次2小时，合并煎液，滤过，滤液浓缩至相对密度为1.20（50℃）的清膏，备用；取剩余的连钱草及其他如车前子等9味，加水煎煮2次，第1次3小时，第2次2小时，合并煎液，滤过，滤液浓缩至相对密度为1.24（50℃）的清膏，放冷后，加乙醇适量，静置，取上清液，回收乙醇并浓缩至相对密度为1.20（50℃）的清膏，备用。与上述两种清膏合并，混匀。取清膏喷雾干燥加蔗糖适量制成颗粒；或取清膏加蔗糖及其他辅料适量，制粒，干燥，制成1000g；或取清膏加糊精适量制成颗粒，干燥，制成250g（无蔗糖），即得。

【性状】本品为浅黄色至棕褐色的颗粒或混悬性颗粒（无蔗糖）；气微，味甜、略苦或味微甜、微苦（无糖型）。

【功用】清热利水，通淋排石。

【主治】下焦湿热之石淋证。症见小便艰涩，排尿不畅，尿中带血，甚至尿夹砂石，小腹拘急或痛引腰腹；舌红，苔黄腻，脉弦或弦数。

【方解】本药治证乃因下焦湿热所致。治宜清热利水，通淋排石。方中连钱草苦辛微寒，清热解毒，利尿通淋，软坚排石；车前子清热利尿通淋；两药合用，清热利水，通淋排石，为君药。苘麻子清热解毒，利湿；木通、石韦、瞿麦和滑石利尿通淋，共为臣药。徐长卿利尿通淋，解毒止痛；忍冬藤清热解毒，通络止痛，合以增强清热通淋药力，又治疗疼痛兼症，故为佐药。甘草缓急止痛，调和诸药，为佐使药。诸药合用，共奏清热利水、通淋排石之效。

【临床应用】

1. 辨证要点 本药为治疗下焦湿热之石淋的常用成药。临床应用以小便赤涩疼痛，排尿不畅，少腹拘急，口干，舌苔黄腻，脉弦为辨证要点。

2. 现代应用 肾结石、输尿管结石、膀胱结石、胆道结石、感染等，证属下焦湿热者。

3. 应用注意 孕妇禁用；气虚淋证不宜使用；久病伤正，兼见肾阴不足或脾气亏虚等证者慎用。双肾结石或结石直径 ≥ 1.5cm，或结石嵌顿时间长的病例禁用。服药期间，多饮水，配合适量运动；忌食辛辣、油腻和煎炸类食物。

【药理研究】现代药理研究表明，本药主要有抗结石、利尿、抗炎、镇痛、抗菌等作用。

【用法与用量】开水冲服，1 次 1 袋，1 日 3 次；或遵医嘱。

萆薢分清丸

（《中国药典》2020 年版一部）

【处方】粉萆薢 320g 石菖蒲 60g 甘草 160g 乌药 80g 盐益智仁 40g

【制法】以上 5 味，粉碎成细粉，过筛，混匀，用水泛丸，干燥。将滑石粉碎成极细粉包衣，打光，干燥，即得。

【功用】分清化浊，温肾利湿。

【主治】肾不化气，清浊不分所致的白浊、小便频数。

【方解】方中萆薢味苦性平，善泻阳明、厥阴湿热，去浊而分清，为君药。臣以益智仁，暖肾缩尿，补脾益气。君臣相配，温肾而利湿，分清而化浊。石菖蒲为佐，行气祛湿，辟秽开浊，以助驱邪化湿之功。使以乌药，入肾、膀胱经，温肾散寒，行气止痛，且可引药入经。诸药合用，共奏温肾健脾、分清化浊之功。

【临床应用】

1. 辨证要点 以小便白浊、频数为辨证要点。

2. 配伍应用 肾阳虚明显者，配伍金匮肾气丸。

3. 现代应用 抗炎、抗菌等作用。

4. 应用注意 服药期间，忌食油腻、茶、醋及辛辣刺激性物。

【药理作用】抗炎作用。

【用法与用量】口服。1 次 6 ~ 9g，1 日 2 次。

学习小结

祛湿中成药主要适用于水湿病证，根据功效不同分为燥湿和胃、清热祛湿和利水渗湿三类。

燥湿和胃中成药适用于湿困脾胃证。代表药香苏正胃丸长于解表化湿，和中消食；适用于外感暑湿，内伤食积证者。

清热祛湿中成药适用于湿热内盛证。其中二妙丸、四妙丸长于清热燥湿，适用于湿热下注证。三金片长于清热解毒，利湿通淋，益肾；适用于下焦湿热之热淋。八正合剂长于清热、利尿、通淋，适用于湿热下注之淋证。

利水渗湿中成药适用于水湿蕴于下焦之证。五苓散长于温阳化气，利湿行水；适用于膀胱化气不利之蓄水证。癃清片长于清热解毒，凉血通淋；适用于湿热蕴结下焦之热淋。排石颗粒长于清热利水，通淋排石；适用于下焦湿热之石淋。萆薢分清丸用于肾不化气，清浊不分所致的白浊、小便频数。

复习思考题

1. 祛湿中成药的定义、分类及主要适用病证是什么?

2. 三金片、八正合剂、癃清片均主治下焦湿热证，临床如何区别使用?

3. 简述五苓散、排石颗粒、萆薢分清丸的功用、主治病证及其使用注意。

第十九章　祛痰中成药

学习目的　学习临床常用的 9 种祛痰中成药的组成、功用、主治、方解及临床应用。

学习要点

1. 掌握：二陈丸、清气化痰丸、复方鲜竹沥液、牛黄蛇胆川贝液、枇杷止咳冲剂的组成、功用、主治、方解及临床应用。

2. 熟悉：蜜炼川贝枇杷膏、礞石滚痰丸、复方川贝精片、竹沥达痰丸的功用、主治、方解及临床应用。

凡以祛痰药为主组成，具有消除痰饮作用，治疗各种痰证的一类成药，统称祛痰中成药。

痰证的发生多是外感六淫，饮食失调，或内伤七情等影响机体津液输布失常，水液凝聚而致。痰证影响广泛，变化复杂，正如清·汪昂《医方集解》所云："在肺则咳，在胃则呕，在头则眩，在心则悸，在背则冷，在胁则胀，其变不可胜穷也。"临床常见的症状有咳嗽喘促，胸脘痞闷，眩晕呕恶，中风痰厥，痰核瘰疬等。依据痰的成因及性质的不同，本章成药可分为燥湿化痰、清热化痰、润燥化痰、温化寒痰、治风化痰等 5类。代表成药如二陈丸、清气化痰丸、川贝枇杷糖浆、蛇胆川贝液、复方川贝精片、竹沥达痰丸等。

现代研究提示，祛痰中成药具有祛痰、镇咳、平喘、镇痛、抗炎、抗过敏、止咳、平喘等作用，部分祛痰中成药还具有抗菌、抗病毒、解痉、解热、镇静、抗惊厥、降压、止血、止呕、保肝、利胆和调节免疫功能等作用。

应用祛痰中成药时应注意：首先，辨别痰证的性质，分清寒热燥湿的不同而选用相应的中成药。其次，治痰当治本，痰之形成，与肺、脾、肾三脏关系密切，故有"脾为生痰之源，肺为贮痰之器"之说法。张景岳亦曰："五脏之病虽俱能生痰，然无不由乎脾肾"（《景岳全书》）。因此，治疗痰病时，不宜单攻其痰，应重视治其痰之本，即所谓"见痰休治痰""善治者，治其生痰之源"的道理。再者，对咳痰咯血者，不宜应用辛温燥烈之中成药，防其加重出血之虞。最后，表邪未解或痰多者，慎用滋润之品，以防壅滞留邪；不宜久服，应中病即止。

第一节　燥湿化痰类

燥湿化痰中成药，具有燥湿化痰之功，适用于湿痰证。湿痰证症见咳嗽痰多，色白易咯出，胸膈痞闷，舌苔白腻，脉滑等；多因脾阳不振，脾失健运，水湿运化失常，停留凝聚而成。常以燥湿化痰药如半夏、南星、白芥子等为主，配伍理气药如陈皮等，健脾药如白术、茯苓等进行组方。代表成药如二陈丸。

二陈丸
（《中国药典》2020 年版一部）

【处方】陈皮 250g 半夏（制）250g 茯苓 150g 甘草 75g

【制法】以上 4 味，粉碎成细粉，过筛，混匀。另取生姜 50g，捣碎，加水适量，压榨取汁，与上述粉末泛丸，干燥，即得。

【性状】本品为灰棕色至黄棕色的水丸；气微香，味甘、微辛。

【功用】燥湿化痰，理气和胃。

【主治】湿痰咳嗽证。症见咳嗽痰多，色白易咯，胸脘胀闷，肢体困重，或头眩心悸，恶心呕吐；舌苔白滑或腻，脉滑。

【方解】本药治证乃因脾失健运，聚湿成痰所致。治宜燥湿化痰，理气和胃。方中半夏辛温性燥，入脾、肺、胃经，既善燥湿化痰，又可和胃降逆止呕，兼以辛散而消痞满，为君药。臣以辛苦温燥之陈皮，理气行滞，既体现了治痰先治气，气顺则痰消之意，又兼助半夏燥湿祛痰，降逆和中。茯苓甘淡渗湿健脾，湿祛脾健，则痰无由生；生姜之用，既能助半夏、陈皮以降逆化痰，又制半夏之毒，共为佐药。炙甘草和中祛痰，调和诸药，为使药。诸药合用，共奏燥湿化痰、理气和中之功。方中半夏、陈皮二药，贵在陈久，则无过燥之弊，故有"二陈"之名。

【临床应用】

1. 辨证要点 本药为治疗湿痰咳嗽证的成药。临床应用以咳嗽，呕恶，痰多色白易咯，舌苔白腻，脉滑为辨证要点。

2. 配伍应用 脾虚痰浊胜者，配伍四君子丸。

3. 现代应用 慢性支气管炎、慢性胃炎、梅尼埃病、神经性呕吐、慢性喉炎、小儿流涎症等，证属湿痰停滞者。

4. 应用注意 本药性燥，故燥痰证及肺阴虚所致的燥咳、咯血慎用，阴虚火旺之人忌用；且不宜长期服用。

【药理研究】现代药理研究表明，本药主要有祛痰、镇咳、止呕、解痉、保肝、利胆、抑菌和调节免疫功能等作用。

【用法与用量】口服。1 次 9 ～ 15g，1 日 2 次。

【其他剂型】本药还有合剂、浓缩丸。

第二节 清热化痰类

清热化痰类中成药，具清化热痰之功，适用于热痰证。热痰证症见咳嗽痰黄，黏稠难咯，口苦，舌质红，苔黄腻，脉滑数等；多因邪热内蕴，灼津成痰，或因郁久化火，而成痰火证。本类中成药常以清热化痰药如瓜蒌、贝母、胆南星等为主组方。代表药如清气化痰丸、川贝枇杷糖浆等。

清气化痰丸

（《中国药典》2020 年版一部）

【**处方**】酒黄芩 100g　瓜蒌仁霜 100g　半夏（制）150g　胆南星 150g　陈皮 100g　苦杏仁 100g　枳实 100g　茯苓 100g

【**制法**】以上 8 味，除瓜蒌仁霜外，其余酒黄芩等 7 味粉碎成细粉，与瓜蒌仁霜混匀，过筛。另取生姜 100g，捣碎，加水适量，压榨取汁，与上述粉末泛丸，干燥，即得。

【**性状**】本品为灰黄色的水丸；气微，味苦。

【**功用**】清肺化痰。

【**主治**】痰热咳嗽。症见咳嗽，痰多黄稠，胸脘满闷，甚则气急呕恶；舌质红，苔黄腻，脉滑数。

【**方解**】本药治证乃因痰阻气滞，气郁化火，痰热互结所致。治宜清肺化痰。方中胆南星味苦性凉，主入肺经，功善清热豁痰，为君药。瓜蒌仁甘寒质润而性滑，上可清热化痰，下可润肠通便；黄芩苦寒，功善清泻肺火；二者合用，助君药以增强清肺热、化痰结之力，共为臣药。半夏虽为辛温之品，但与黄芩等苦寒之剂相伍，则避其性温助热之弊，而独取化痰散结、降逆止呕之功；治痰须理气，故以枳实行气消痰、散结通痞，陈皮理气行滞、燥湿化痰，使气顺则痰消；脾为生痰之源，肺为贮痰之器，故又用茯苓健脾渗湿，杏仁降利肺气、止咳平喘；以上均为佐药。以生姜汁为丸，既可制半夏之毒，又增强祛痰降逆之力。诸药相合，共奏清热化痰、理气止咳之功。

【**临床应用**】

1. **辨证要点**　本药为治疗痰热咳嗽证的常用成药。临床应用以咳嗽，咯痰黄稠，胸膈痞闷，舌质红，苔黄腻，脉滑数为辨证要点。

2. **现代应用**　急性支气管炎、慢性支气管炎急性发作、肺结核、小儿支原体肺炎等，证属痰热内结者。

3. **应用注意**　本药性寒，咳痰清稀色白，或痰白易咯，属寒痰、湿痰者不宜应用；孕妇慎用。

【**药理研究**】现代药理研究表明，本药主要有镇咳、祛痰、平喘、抑菌、调节免疫等作用。

【**用法与用量**】口服。1 次 6～9g，1 日 2 次；小儿酌减。

【**其他剂型**】本药还有浓缩丸。

蜜炼川贝枇杷膏

（《卫生部颁药品标准：中药成方制剂》第十六册）

【**处方**】川贝母　枇杷叶　桔梗　陈皮　水半夏　北沙参　五味子　款冬花　杏仁

薄荷脑

【性状】本品为棕红色的稠厚半流体；气香，味甜，具清凉感。

【功用】清热润肺，止咳平喘，理气化痰。

【主治】痰热咳嗽。症见咳嗽痰黄，咯吐不爽，胸闷，咽喉痛痒；舌红苔薄黄，脉滑数。

【方解】本药治证乃因风热犯肺，郁而化火所致。治宜清热润肺，止咳平喘，理气化痰。方中川贝母、枇杷叶清肺润肺，化痰止咳，共为君药。薄荷辛凉清热疏风，宣肺解表；款冬花、杏仁润肺下气，止咳平喘，与薄荷配伍，有宣有降，以复肺气之宣降，使邪气去而肺气和，共为臣药。五味子敛肺止咳；北沙参清肺养阴；半夏燥湿化痰止咳；陈皮理气化痰；桔梗宣肺利气，止咳化痰，与上药共为佐药。诸药合用，共奏清热化痰、止咳平喘之功。

【临床应用】

1. 辨证要点　本药为治疗痰热咳嗽的常用成药。临床应用以咳嗽，痰黄稠，胸闷，咽喉痛痒，舌红苔薄黄，脉滑数为辨证要点。

2. 配伍应用　风热表邪未解者，配伍银翘散。

3. 现代应用　上呼吸道感染、急性支气管炎、慢性支气管炎急性发作、咽喉炎等，证属风热犯肺，郁而化火者。

4. 应用注意　因本药含有兴奋剂成分（普拉睾酮），故运动员慎用。服药期间，忌食辛辣、油腻食物。

【药理研究】现代药理研究表明，本药主要有镇咳、祛痰、平喘、抗炎等作用。

【用法与用量】口服。1 次 15mL，1 日 3 次；小儿酌减。

【其他剂型】本药还有颗粒剂。

复方鲜竹沥液

（《中国药典》2020 年版一部）

【处方】鲜竹沥 400mL　鱼腥草 150g　生半夏 25g　生姜 25g　枇杷叶 150g　桔梗 75g　薄荷素油 1mL

【制法】以上 7 味，生姜压榨取汁，加乙醇使含醇量达 65%，搅拌，放置 24 小时，取上清液，滤过，滤液回收乙醇，备用；鱼腥草加水蒸馏，收集蒸馏液 150mL，备用；生姜和鱼腥草的药渣与生半夏、枇杷叶、桔梗加水煎煮 2 次，第 1 次 1.5 小时，第 2 次 1 小时，合并煎液，滤过，滤液浓缩至约 420mL，放冷，加乙醇使含醇量达 65%，搅拌，放置 24 小时，取上清液，滤过，滤液回收乙醇至无醇味，加鲜竹沥及蔗糖 150g，加热煮沸 20 分钟，趁热滤过，滤液放冷，加入生姜汁、鱼腥草蒸馏液、薄荷素油和苯甲酸钠 3g，搅匀，加水至 1000mL，混匀，即得。

【性状】本品为黄棕色至棕色的液体；气香，味甜。

【功用】清热、化痰、止咳。

【主治】痰热咳嗽。症见咳嗽，痰黄黏稠；舌红苔黄，脉滑数。

【方解】本药治证乃因痰热阻肺，肺失清肃所致。治宜清热、化痰、止咳。方中鲜竹沥、鱼腥草清肺化痰，共为君药。生半夏燥湿化痰，消痞散结；枇杷叶清肺化痰，下气止咳，共为臣药。生姜发散外邪，除痰止咳；薄荷油发散风热，共为佐药。桔梗宣肺祛痰，且能载药上行，为使药。诸药合用，共奏清热、化痰、止咳之功。

【临床应用】

1. 辨证要点　本药为治疗痰热咳嗽的常用成药。临床应用以咳嗽，痰黄黏稠，舌红苔黄，脉滑数为辨证要点。

2. 配伍应用　肺热明显者，配伍双黄连。

3. 现代应用　常用于急性支气管炎、慢性支气管炎急性发作等，属痰热证者。

4. 应用注意　风寒咳嗽者忌用。服药期间，忌烟酒及辛辣、生冷、油腻食物。

【药理研究】现代药理研究表明，本药主要有镇咳，祛痰等作用。

【用法与用量】口服。1 次 20mL，1 日 2～3 次。

礞石滚痰丸

（《中国药典》2020 年版一部）

【处方】金礞石（煅）40g　沉香 20g　黄芩 320g　熟大黄 320g

【制法】以上 4 味，粉碎成细粉，过筛，混匀，用水泛丸，干燥，即得。

【性状】本品为棕色至棕褐色的水丸，味苦。

【功用】逐痰降火。

【主治】痰火扰心所致的癫狂惊悸，或喘咳痰稠，大便秘结。

【方解】方中礞石味甘咸而性平质重，咸能软坚，质重沉坠，下气坠痰以攻逐陈积伏匿之顽痰，并平肝镇惊而治痰火上攻之惊痫，且制以火硝，《本草问答》谓："礞石，必用火硝煅过，性始能发，乃能坠痰，不煅则石质不化，药性不发。又毒不散，故必煅用。"煅后攻逐下行之力尤强，为治顽痰之要药，故以之为君。臣以大黄苦寒降泄，荡涤实热，开痰火下行之路。大黄与礞石相伍，攻下与重坠并用，攻坚涤痰泻热之力尤胜。黄芩苦寒，清肺及上焦之实热；沉香行气开郁，降逆平喘，令气顺痰消，共为佐药。四药相合，药简而效宏，确为泻火逐痰之峻剂。

【临床应用】

1. 辨证要点　本方为治疗实热老痰证的常用方。以癫狂惊悸，大便干燥，苔黄厚腻，脉滑数有力为辨证要点。

2. 现代应用　本方常用于中风、精神分裂症、癫痫、偏头痛、神经官能症等，证属实火顽痰胶固者。

3. 应用注意　体虚之人及孕妇忌服。

【药理研究】本药主要有祛痰、平喘、止咳等作用。

【用法与用量】口服。1 次 6～12g，1 日 1 次。

第三节　润燥化痰类

润燥化痰中成药，具有润燥化痰之功，适用于肺燥证。肺燥证症见咳嗽痰稠而质黏，量少，难以咯出，咽喉干燥，声音嘶哑等；多因燥邪灼津，炼液为痰所致。常以润燥化痰药如川贝母、蛇胆汁、瓜蒌等进行组方。代表药如牛黄蛇胆川贝液、枇杷止咳颗粒等。

牛黄蛇胆川贝液

（《中国药典》2020年版一部）

【处方】人工牛黄 1.6g　川贝母 48.4g　蛇胆汁 8.1g　薄荷脑 0.04g

【制法】以上4味，取人工牛黄研细后，用乙醇浸泡24小时，滤过，滤液备用；川贝母研碎成细粉，用70%乙醇作溶剂进行渗漉，收集渗漉液，浓缩至适量。取蔗糖、蜂蜜适量，加水制成糖浆，与蛇胆汁、上述人工牛黄与川贝母提取液、薄荷脑 0.04g 及尼泊金乙酯 0.5g 混匀，加水至 1000mL，搅匀，滤过，灌封，灭菌，即得。

【性状】本品为浅黄色至棕黄色液体；味甜、微苦，有凉喉感。

【功用】清热润燥，化痰止咳。

【主治】燥痰咳嗽证。症见咳嗽，痰多而黏稠，色黄，咯吐不爽，咽喉干痛，胸闷不舒；舌红苔黄，脉滑数。

【方解】本药治证乃因燥热伤肺，灼津成痰，肺失清肃而致。治宜清热润燥，化痰止咳。方中川贝母甘寒，润肺化痰而止咳，为君药。蛇胆汁苦寒，清热化痰；牛黄既善清热解毒，又具化痰之功，共为臣药。薄荷脑辛凉利咽，清利头目，疏风解表，为佐药。诸药合用，共奏清热润肺、化痰止咳之功。

【临床应用】

1. **辨证要点**　本药为治疗燥痰咳嗽的常用中成药。临床应用以咳嗽，痰稠色黄，咽喉干痛，舌红苔黄，脉滑为辨证要点。

2. **配伍应用**　肺热明显者，配伍双黄连。

3. **现代应用**　急性及慢性支气管炎、上呼吸道感染、小儿肺炎等，证属热痰、燥痰咳嗽者。

4. **应用注意**　风寒表证、痰湿咳嗽等忌服，儿童、孕妇、体质虚弱及脾胃虚寒者慎用。服药期间，忌食辛辣、油腻食物。

【药理研究】现代药理研究表明，本药主要有镇咳、祛痰、平喘、抗炎、解热等作用。

【用法与用量】口服。1次 10mL，1日3次；小儿酌减，或遵医嘱。

【其他剂型】本药还有胶囊、软胶囊、片剂、散剂、滴丸等剂型。

枇杷止咳冲剂

（《卫生部颁药品标准：中药成方制剂》第一册）

【处方】枇杷叶 684g　罂粟壳 500g　百部 150g　白前 90g　桑白皮 60g　桔梗 57g　薄荷脑 1.6g

【制法】以上 7 味，除薄荷脑外，其余枇杷叶等 6 味，加水煎煮 2 次，每次 2 小时，合并煎液，滤过，滤液静置 12 小时，滤过，浓缩至适量，加入蔗糖粉，混匀，制粒干燥；另取薄荷脑及香精适量，用少许乙醇溶液，喷入颗粒中，混匀，制成 3000g，即得。

【性状】本品为黄棕色的颗粒，味甜。

【功用】清肺化痰止咳。

【主治】痰热蕴肺之咳嗽。症见咳嗽痰少，咯痰不爽，咽喉干痛，胸闷不舒；舌红苔黄，脉滑数。

【方解】本药治证乃因痰热蕴肺，肺气不宣所致。治宜清肺化痰止咳。方中枇杷叶清肺化痰，下气止咳，为君药。罂粟壳敛肺止咳，善治久咳不止，为臣药。百部、桑白皮、白前清热润肺，降气祛痰而止咳；桔梗祛痰止咳，与薄荷脑相伍，以增利咽之效，共为佐药。诸药相合，共奏清肺化痰止咳之功。

【临床应用】

1. **辨证要点**　本药为治疗痰热蕴肺之咳嗽的常用中成药。临床应用以咳嗽，痰少，咽喉干痛，舌红苔黄，脉滑数为辨证要点。

2. **配伍应用**　肺热明显者，配伍双黄连。

3. **现代应用**　上呼吸道感染，急、慢性支气管炎久咳不愈等，证属燥痰咳嗽者。

4. **应用注意**　肺肾阴虚，虚火上炎之干咳、咯血、潮热、盗汗者，不宜应用本方。服药期间，忌烟酒及辛辣、油腻食物。

5. **不良反应**　有文献报道，服用本品后出现恶心、心慌、头晕、哮喘、全身发冷等过敏反应；以及服用本药 1 小时后出现口唇及颜面发绀、呼吸困难的报道。

【药理研究】现代药理研究表明，本药主要有镇咳、平喘、抗炎、抑菌、祛痰和抗慢性炎症等作用。

【用法与用量】开水冲服。1 次 3g，1 日 3 次。

【其他剂型】本药还有颗粒剂、胶囊、软胶囊等剂型。

第四节　温化寒痰类

温化寒痰中成药，具有温化寒痰之功，适用于寒痰证。寒痰证症见咳嗽痰多，清稀如涎，口淡，胸闷喘促，舌苔白滑，脉沉等；多因脾肾阳虚，寒饮内停所致。常以温化寒痰药如半夏、白芥子、苏子等进行组方。代表成药如复方川贝精片。

复方川贝精片

（《中国药典》2020 年版一部）

【处方】麻黄浸膏适量（相当于盐酸麻黄碱和盐酸伪麻黄碱的总量 2.1g） 川贝母 25g 陈皮 94g 桔梗 94g 五味子 53g 甘草浸膏 15g 法半夏 75g 远志 53g

【制法】以上 8 味，麻黄浸膏系取麻黄适量，加水煎煮 2 次，每次 2 小时，煎液滤过，滤液合并，减压浓缩成相对密度为 1.40（50℃）的清膏，干燥，测定盐酸麻黄碱的含量，即得。麻黄浸膏粉碎成细粉，川贝母、法半夏粉碎成细粉；陈皮蒸馏提取挥发油，挥发油备用；药渣加水煎煮 1 次，滤过；五味子、远志、桔梗用 65% 乙醇加热回流提取 2 次，滤过，合并滤液，回收乙醇，与陈皮煎液合并，浓缩成稠膏，加入甘草浸膏、川贝母和法半夏的细粉及适量辅料，混匀，干燥，粉碎，加入麻黄浸膏细粉，混匀，干燥，喷加陈皮挥发油，混匀，制成颗粒，干燥，压制成 1000 片，包糖衣，即得。

【性状】本品为糖衣片，除去糖衣后显棕黄色至棕褐色；味苦，微辛。

【功用】宣肺化痰，止咳平喘。

【主治】寒痰咳喘证。症见咳喘，痰多色白质稀，胸闷；舌淡苔白滑，脉沉。

【方解】本药治证乃因风寒束肺，肺失宣肃所致。治宜宣肺化痰，止咳平喘。方中麻黄辛温发汗散寒，宣肺止咳平喘；法半夏辛温，燥湿化痰止咳，共为君药。陈皮理气化痰，远志开窍祛痰，共为臣药。五味子酸收敛肺，止咳平喘；川贝母润肺，化痰止咳，共为佐药。桔梗宣开肺气，祛痰止咳；甘草化痰止咳，调和诸药，为佐使药。诸药合用，共奏宣肺化痰、止咳平喘之功。

【临床应用】

1. 辨证要点 本药为治疗寒痰咳喘证的常用中成药。临床应用以咳嗽，咳痰色白质稀，舌淡苔白滑，脉沉为辨证要点。

2. 配伍应用 风寒表邪未解者，配伍九味羌活丸。

3. 现代应用 急性及慢性支气管炎、支气管扩张、支气管哮喘、上呼吸道感染等，证属风寒束肺，肺失宣肃者。

4. 应用注意 高血压、心脏病患者及孕妇慎用。

【药理研究】现代药理研究表明，本药主要有镇咳、祛痰、平喘等作用。

【用法与用量】口服。1 次 3 ～ 6 片，1 日 3 次；小儿酌减。

【其他剂型】本药还有颗粒剂、胶囊。

第五节 治风化痰类

治风化痰中成药，具有化痰息风之功，适用于风痰证。风痰证症见咳嗽，眩晕，头痛，甚至昏厥，不省人事，舌苔薄白，脉滑等。常以化痰药如半夏、胆南星、竹沥等，与解表疏风药如荆芥、防风等，或平息内风药如天麻、全蝎、白僵蚕等进行组方。代表成药如竹沥达痰丸。

竹沥达痰丸

（《中国药典》2020 年版一部）

【处方】黄芩 200g　半夏（制）150g　大黄（酒制）200g　橘红 200g　甘草 100g　沉香 50g

【制法】以上 6 味，粉碎成细粉，过筛，混匀。另取生姜 200g，捣碎，压榨取汁，加鲜竹沥 800mL，混匀，与上述粉末泛丸。取青礞石 100g，加硝石 30g，煅后水飞成极细粉，包衣，干燥，即得。

【性状】本品为绿褐色的水丸；气微香，味苦。

【功用】豁除顽痰息风，清火顺气平喘。

【主治】痰热上壅，顽痰胶结证。症见咳喘痰多，顽痰黏稠胶结，心烦，胸闷，眩晕，大便秘结，或如癫狂，不省人事；舌红，苔黄厚腻，脉滑数有力。

【方解】本药治证乃因痰热上壅，顽痰胶结所致。治宜豁除顽痰息风，清火顺气平喘。方中竹沥汁甘寒清热滑痰，善治热咳痰稠，亦可用于痰热蒙蔽清窍诸症；黄芩苦寒，清热泻火解毒，共为君药。青礞石、硝石剽悍重坠，善攻逐陈积伏匿之老痰，并重镇息风，共为臣药。佐以橘红、法半夏理气燥湿化痰；沉香降气平喘；大黄清热泻火通便，生姜和胃，制约竹沥之寒凉之性。使以甘草，化痰止咳，调和诸药。诸药合用，清热泻火，顺气消痰，息风降逆，则咳止喘平，诸症自愈。

【临床应用】

1. 辨证要点　本药为治疗痰热上壅，顽痰胶结证的常用中成药。临床应用以咳喘，痰多稠黏，心烦胸闷，眩晕，大便秘结，或不省人事，舌苔黄腻，脉滑数为辨证要点。

2. 现代应用　精神分裂症，癫痫，支气管哮喘，急、慢性支气管炎等，证属痰热上壅，顽痰胶结者。

3. 应用注意　孕妇慎用，年老体弱者慎用。服药期间，忌食辛辣、生冷之物。

【药理研究】现代药理研究表明，本药主要有祛痰、止咳、镇静、降压、抗菌、消炎等作用。

【用法与用量】口服。1 次 6～9g。

学习小结

祛痰中成药主要适用于各种痰证，根据功效不同分为燥湿化痰、清热化痰、润燥化痰、温化寒痰和治风化痰 5 类。

燥湿化痰中成药适用于湿痰证。代表药二陈丸长于燥湿化痰，理气和胃；为治湿痰的基础方。

清热化痰中成药适用于热痰证。其中清气化痰丸长于清肺化痰；适用于痰热内结，咳嗽痰稠色黄者。蜜炼川贝枇杷膏长于清热润肺，止咳平喘，理气化痰；适用于肺燥咳嗽者。复方鲜竹沥液长于止咳；适用于痰热咳嗽，痰黄黏稠者。

润燥化痰中成药适用于燥痰证。其中牛黄蛇胆川贝液长于清热、化痰、止咳，适用于热痰咳嗽、燥痰咳嗽。枇杷止咳冲剂长于止咳化痰，适用于燥痰咳嗽所致的咳嗽、痰少、咽喉干痛者。

温化寒痰中成药适用于寒痰证。代表药复方川贝精片长于宣肺化痰，止咳平喘；适用于寒痰壅肺者。

治风化痰中成药适用于风痰证。竹沥达痰丸长于豁除顽痰，清火顺气；适用于痰热上壅，顽痰胶结，咳喘痰多者。

复习思考题

1.祛痰中成药主要适用哪些病证？

2.二陈丸、清气化痰丸、蜜炼川贝枇杷膏、牛黄蛇胆川贝液、复方川贝精片、竹沥达痰丸的功用、主治病证及其使用注意各是什么？

3.简述祛痰中成药的分类及各类祛痰中成药的组方要点。

第二十章　止咳平喘中成药

学习目的　学习临床常用的 5 种止咳平喘中成药的组成、功用、主治、方解及临床应用。

学习要点

1. 掌握：橘红丸、杏苏止咳颗粒、苏子降气丸的组成、功用、主治、方解及临床应用。

2. 熟悉：养阴清肺丸、二母宁嗽丸的功用、主治、方解及临床应用。

凡以止咳平喘药为主组成，具有宣肺降气、止咳平喘等作用，主治咳喘病证的中成药，称为止咳平喘中成药。

咳喘病证乃多种原因导致肺气不利，宣降失常所致。临床出现咳嗽，气喘，胸膈满闷，喉痒咽干，发热恶寒，苔腻脉滑等症状。常用麻黄、杏仁、前胡、紫苏子、葶苈子、桑白皮、枇杷叶、射干等宣肺降气，止咳平喘药物为主，配伍瓜蒌、川贝母、竹茹、陈皮、法半夏等祛痰药组成。代表中成药有橘红丸、苏子降气丸、二母宁嗽丸等。

现代研究提示，止咳平喘中成药具有镇咳、平喘、祛痰、解痉等作用，部分止咳平喘中成药还具有抑菌、抗病毒、免疫调节、抗炎、抗过敏等作用。

应用止咳平喘中成药时应注意：不可见咳止咳、见喘平喘，需辨清外感内伤、虚实寒热、病变久暂。咳喘病证每多夹痰，所以常配化痰药以助止咳平喘。此外，不宜过早使用敛肺止咳药，以防"闭门留寇"。

橘红丸

(《中国药典》2020 年版一部)

【**处方**】化橘红 75g　陈皮 50g　半夏（制）37.5g　茯苓 50g　甘草 25g　桔梗 37.5g　苦杏仁 50g　炒紫苏子 37.5g　紫菀 37.5g　款冬花 25g　瓜蒌皮 50g　浙贝母 50g　地黄 50g　麦冬 50g　石膏 50g

【**制法**】以上 15 味，粉碎成细粉，过筛，混匀。每 100g 粉末用炼蜜 20 ～ 30g 加适量的水泛丸，干燥，制成水蜜丸；或加炼蜜 90 ～ 110g 制成小蜜丸或大蜜丸，即得。

【**性状**】本品为棕褐色的水蜜丸、小蜜丸或大蜜丸；气微香，味甜、微苦。

【**功能**】清肺、化痰、止咳。

【**主治**】痰热壅肺之咳嗽。症见咳嗽，痰多色黄黏稠，涩而难出，胸闷，口干；舌红苔黄腻，脉滑数。

【方解】本药治证乃因痰热内蕴，气机阻滞所致。治宜清肺、化痰、止咳。方中化橘红理气化痰，法半夏燥湿化痰，石膏清热泻火，三药相配，清热、化痰、理气并举，共为君药。陈皮助化橘红理气化痰，瓜蒌皮、浙贝母化痰清热，均为臣药。紫苏子、紫菀降气化痰，止咳；桔梗、杏仁宣降肺气，祛痰止咳；款冬花润肺下气，止咳化痰；茯苓渗湿健脾，以杜生痰之源；麦冬、地黄养阴润肺，以救耗损之津，与上药共为佐药。甘草祛痰止咳，和中调药，为佐使之用。全方配伍，气顺痰消，热清津生，使肺宣降有权，则咳嗽自止。

【临床应用】

1. **辨证要点**　本药为治疗痰热内蕴，气机阻滞之咳嗽的常用成药。临床应用以咳嗽，痰多色黄黏稠，胸闷口干，舌红苔黄腻，脉滑数为辨证要点。

2. **配伍应用**　脾虚痰浊盛者，配伍四君子丸；肺热盛者，配伍双黄连。

3. **现代应用**　急、慢性支气管炎，支气管哮喘等，证属痰热壅肺者。

4. **应用注意**　阴虚干咳少痰及咳嗽痰多稀白者不宜用，脾胃虚寒者慎用。服药期间，忌烟酒及辛辣食物。

【药理研究】现代药理研究表明，本药主要有镇咳、祛痰等作用。

【用法与用量】口服。水蜜丸1次7.2g，小蜜丸1次12g，大蜜丸1次2丸（每丸重6g）或4丸（每丸重3g），1日2次。

【其他剂型】本药还有片剂、颗粒剂、冲剂。

苏子降气丸

（《中国药典》2020年版一部）

【处方】炒紫苏子145g　厚朴145g　前胡145g　甘草145g　姜半夏145g　陈皮145g　沉香102g　当归102g

【制法】以上8味，除炒紫苏子外，其余厚朴等7味粉碎成细粉，再与炒紫苏子配研，过筛，混匀；用生姜36g，大枣73g煎汁泛丸，低温干燥，即得。

【性状】本品为浅黄色或黄褐色的水丸；气微香，味甜。

【功用】降气化痰，温肾纳气。

【主治】上实下虚，气逆痰壅之喘咳。症见喘咳短气，胸膈满闷，痰多稀白，腰脚痿软，或浮肿；舌质淡，苔白滑或白腻，脉沉迟。

【方解】本药治证乃因痰涎壅盛，肾不纳气所致。治宜降气化痰，温肾纳气。方中紫苏子降气平喘，化痰止咳，为君药。半夏、厚朴、前胡助紫苏子降气祛痰，前胡兼以宣肺止咳，为臣药。沉香温补肾阳，纳气平喘；当归养血补虚，止"咳逆上气"（《神农本草经》），又可制方中诸药之温燥；生姜温中降逆，散寒化饮；陈皮理气，燥湿化痰，与上药共为佐药。甘草、大枣益气和中，调和诸药，为佐使之用。全方配伍，降气祛痰以治上，温阳补虚以治下，上下同调，重在治上，使肺主肃降，肾主纳气。

【临床应用】

1. **辨证要点**　本药为治疗痰壅气逆，上实下虚之咳喘的常用成药。临床应用以喘咳短气，胸膈满闷，痰多稀白，苔白滑或白腻为辨证要点。

2. **现代应用**　慢性支气管炎、支气管哮喘、肺气肿、肺源性心脏病、胸膜炎、癔证等，证属上实下虚，气逆痰壅者。

3. **应用注意**　阴虚燥咳、肺热痰喘者忌服。服药期间，忌烟酒及辛辣食物。

【**药理研究**】现代药理研究表明，本药主要有平喘、镇咳、抗炎、抗过敏和增强免疫功能等作用。

【**用法与用量**】口服。1 次 6g，1 日 1～2 次。

杏苏止咳颗粒

（《中国药典》2020 年版一部）

【**处方**】苦杏仁 63g　陈皮 47g　紫苏叶 63g　前胡 63g　桔梗 47g　甘草 16g

【**制法**】以上 6 味，苦杏仁捣碎，加温水浸泡 24 小时，水蒸气蒸馏，收集蒸馏液 50mL 至 90% 乙醇 0.8mL 中，再重蒸馏 1 次，收集重蒸馏液适量，测定重蒸馏液氢氰酸含量，加水稀释至每毫升含氢氰酸 3.0mg 的苦杏仁重蒸馏液，备用；紫苏叶、前胡、陈皮，提取挥发油；上述 4 种药渣与桔梗、甘草加水煎煮 2 次，每次 2 小时，合并煎液，滤过，滤液浓缩至适量，加入蔗糖适量，制成颗粒，干燥，放冷，喷入上述苦杏仁重蒸馏液 17mL 及紫苏叶等挥发油，混匀，制成 1000g，即得。

【**性状**】本品为淡棕黄色至棕黄色的黏稠液体；气芳香，味甜。

【**功用**】宣肺散寒，止咳化痰。

【**主治**】外感凉燥证。症见咳嗽痰多，色白质稀，鼻干咽燥，胸闷气急；舌淡苔白，脉弦。

【**方解**】本药治证乃因燥邪袭肺，肺失宣肃所致。治宜宣肺散寒，止咳化痰。方中以杏仁宣肃肺气，化痰止咳；紫苏叶疏风散寒，共为君药。前胡止咳化痰，为臣药。桔梗宣肺化痰利咽，与杏仁配伍，一降一升，宣畅肺气；陈皮理气化痰，以复肺脏升降之机，共为佐药。甘草调和诸药，为使药。诸药合用，共奏宣肺润燥、化痰止咳之功。

【**临床应用**】

1. **辨证要点**　本药为治疗外感凉燥证的常用成药。临床应用以咳嗽咽干，痰多，色白质稀，苔薄白、脉弦为辨证要点。

2. **配伍应用**　肺热燥咳明显者，配伍二母宁嗽丸。

3. **现代应用**　急、慢性支气管炎，上呼吸道感染，肺炎，支气管哮喘等，证属燥邪外袭，痰浊阻肺者。

4. **应用注意**　本品适用于凉燥咳嗽，风热、温燥及阴虚干咳者忌用。服药期间，忌食辛辣、油腻的食物。

【**药理研究**】现代药理研究表明，本药主要有止咳、祛痰、抗炎、增强网状内皮系统吞噬功能等作用。

【**用法与用量**】口服。1 次 10～15mL，1 日 3 次；小儿酌减。

【**其他剂型**】本药还有糖浆、软胶囊、口服液等剂型。

养阴清肺丸

（《中国药典》2020 年版一部）

【处方】地黄 200g　麦冬 120g　玄参 160g　川贝母 80g　白芍 80g　牡丹皮 80g　薄荷 50g　甘草 40g

【制法】以上 8 味，粉碎成细粉，过筛，混匀。每 100g 粉末加炼蜜 20 ～ 40g 与适量水，制成水蜜丸，干燥，包衣；或加炼蜜 70 ～ 90g 制成大蜜丸，即得。

【性状】本品为棕黑色至黑色的大蜜丸或水蜜丸；味甜、微苦。

【功能】养阴润燥，清肺利咽。

【主治】阴虚肺燥之咳嗽。症见干咳少痰或痰中带血，咽喉干痛，鼻干唇燥；脉数无力或细数。

【方解】本药治证乃因肺肾阴虚，虚火上炎，炼津成痰，灼伤肺络所致。治宜养阴润燥，清肺利咽。方中重用地黄甘寒入肾，滋肾润肺，凉血清热，为君药。玄参滋阴降火，解毒利咽；麦冬养阴清肺，同助地黄滋阴清热，共为臣药。白芍敛阴泄热柔肝；牡丹皮入阴分清透伏火；川贝母清热化痰，润肺止咳；薄荷辛凉散邪，宣肺利咽，与上药共为佐药。甘草解毒利咽，化痰止咳，调和诸药，为佐使之用。全方配伍，邪正兼顾，标本同治，共奏养阴润燥、清肺利咽之功。

【临床应用】

1. **辨证要点**　本药为治疗阴虚肺燥之咳嗽的常用成药。临床应用以干咳少痰，咽喉干痛，脉数无力或细数为辨证要点。

2. **配伍应用**　肾阴虚明显者，配伍六味地黄丸。

3. **现代应用**　慢性咽炎、慢性支气管炎、支气管扩张、急性放射性肺炎、白喉等，证属肺肾阴虚，虚火上炎者。

4. **应用注意**　痰盛气逆，风寒犯肺之咳嗽者，不宜使用；脾虚便溏者慎用。服药期间，忌烟酒及辛辣、生冷、油腻食物。若用于治疗白喉，本药剂量须加大。

【药理研究】现代药理研究表明，本药主要有抗肺纤维化、增强免疫功能、抑菌、抗炎、止咳、祛痰等作用。

【用法与用量】口服。水蜜丸 1 次 6g，大蜜丸 1 次 1 丸，1 日 2 次。

【其他剂型】本药还有膏剂、口服液、合剂、糖浆、颗粒剂等剂型。

二母宁嗽丸

（《中国药典》2020 年版一部）

【处方】川贝母 225g　知母 225g　石膏 300g　炒栀子 180g　黄芩 180g　蜜桑白皮 150g　茯苓 150g　炒瓜蒌子 150g　陈皮 150g　麸炒枳实 150g　炙甘草 30g　五味子（蒸）30g

【制法】以上 12 味，粉碎成细粉，过筛，混匀。每 100g 粉末加炼蜜 40 ～ 60g 及适量水制成水蜜丸，干燥；或加炼蜜 115 ～ 135g 制成大蜜丸，即得。

【**功用**】清肺润燥，化痰止咳。

【**主治**】燥热蕴肺，咳嗽，痰黄而黏，不易咳出，胸闷气促，久咳不止，声音嘶哑，咽喉疼痛。

【**方解**】本方治证乃因燥热蕴肺，肺失清肃所致。方中知母苦甘寒，清热泻火、滋阴润燥；川贝母苦甘微寒，清热化痰，润肺止咳，共为君药。石膏辛甘大寒，黄芩苦寒，清泄肺热；炒栀子苦寒，清泄肺热，通利小便；蜜桑白皮甘寒，清利肺热而平喘；炒瓜蒌子甘寒，清热化痰，润燥滑肠；五药合用，既助君药清肺润燥，化痰止咳，又清利二便，共为臣药。陈皮苦辛温，理气宽中，燥湿化痰；炒枳实苦辛微寒，破气化痰除痞；茯苓甘淡平，渗湿健脾；蒸五味子酸温，滋肾敛肺止咳，与上药共为佐药。炙甘草甘平偏温，既润肺止咳，又调和诸药，为佐使药。全方配伍，甘润寒清，共奏清肺润燥、化痰止咳之功，故善治燥热蕴肺所致咳嗽等证。

【**临床应用**】

1. 辨证要点　临床应用以咳嗽咯痰，久咳不止，痰黄而黏，不易咳出，胸闷气促，声哑喉痛为辨证要点。

2. 现代应用　呼吸道感染、慢性支气管炎、支气管扩张等，辩证属于燥热蕴肺者，也有选用本品治疗的报道。

3. 应用注意　风寒咳嗽者慎用。服药期间，忌辛辣及牛肉、羊肉、鱼等食物。

【**药理作用**】现代药理研究表明，本药主要有镇咳、祛痰、抗菌抑菌、解热等作用。

【**用法与用量**】口服。大蜜丸 1 次 1 丸，水蜜丸 1 次 6g，1 日 2 次。

【**其他剂型**】本品还有颗粒剂、片剂、丸剂、糖浆剂等剂型。

学习小结

止咳平喘中成药主要适用于肺气不利、肺气亏虚所致的咳喘病证。橘红丸长于清肺化痰，理气止咳；适用于痰热壅肺，气机阻滞之咳嗽。苏子降气丸长于降气化痰，温肾纳气；适用于气逆痰壅，上实下虚之咳喘。杏苏止咳颗粒长于宣肺散寒，止咳化痰；适用于外感凉燥证。养阴清肺丸长于养阴润燥，清肺利咽；适用于阴虚肺燥之咳嗽。二母宁嗽丸用于燥热蕴肺，咳嗽，痰黄而黏，不易咳出。

复习思考题

1. 简述止咳平喘中成药主要适用病证、使用注意。

2. 苏子降气丸治虚证咳喘的特点是什么？

3. 橘红丸与养阴清肺丸临床如何区别使用？

第二十一章 消食中成药

学习目的 学习临床常用的7种消食中成药的组成、功用、主治、方解及临床应用。

学习要点

1. 掌握：保和丸、枳实导滞丸、健脾丸、健胃消食片、健儿消食口服液、香砂枳术丸的组成、功用、主治、方解及临床应用。

2. 熟悉：四磨汤口服液的功用、主治、方解及临床应用。

凡以消食药为主组成，具有消食健脾或化积导滞等作用，主治各种食积证的中成药，称为消食中成药。消食属于"八法"中"消法"的范畴。其立法依据是"坚者消之""留者攻之"（《素问·至真要大论》）。

食积痞块之病多因饮食失节，暴饮暴食，或脾虚失运，或由气、血、痰、湿等壅滞而成。因此，消食中成药可分为消食化滞和健脾消食两类。

现代研究提示，消食中成药能促进消化液的分泌，促进胃肠运动，从而起到增强消化、促进食欲的效果；可解除胃肠平滑肌痉挛，增强胃肠蠕动；抗病原微生物，对金黄色葡萄球菌、大肠杆菌、痢疾杆菌等有不同程度的抑制作用；还有镇吐、保肝、利胆、解热、抗炎、镇痛和增强免疫功能等作用。

使用消食中成药时应注意：对脾胃素虚或积滞日久者，应攻补兼顾，以免耗伤正气。

第一节 消食化滞类

消食化滞类中成药，具有消食和胃、导滞之功用。适用于胃脘胀满，腹痛便结，其气臭秽，嗳气吐酸，呕恶厌食等食积内停证。常以山楂、神曲、麦芽、槟榔等消食化滞类药物为主进行组方。代表成药有保和丸、开胃山楂丸、枳实导滞丸等。

保和丸

（《中国药典》2020年版一部）

【处方】焦山楂300g 六神曲（炒）100g 半夏（制）100g 茯苓100g 陈皮50g 连翘50g 炒莱菔子50g 炒麦芽50g

【制法】以上8味，粉碎成细粉，过筛，混匀。每100g粉末加炼蜜125～155g制成大蜜丸，即得。或以上 8 味，粉碎成细粉，过筛，混匀，用水泛丸，干燥，即得。

【性状】本品为棕色至褐色的大蜜丸；气微香，味微酸、涩、甜。或为灰棕色至褐色的水丸；气微香，味微酸、涩。

【功用】消食、导滞、和胃。

【主治】食积证。症见脘腹痞满或胀痛，嗳腐吞酸，恶食呕逆，或大便泄泻，或大便干结，其气臭秽；舌苔厚腻或黄腻，脉滑有力。

【方解】本药治证乃因饮食过度，脾运不及，胃气失和所致。治宜消食、导滞、和胃。方中以山楂为君药，以消一切饮食积滞，尤擅消肉食油腻之积。臣以神曲消食和胃，化酒食陈腐之积；莱菔子消食下气，并长于消面食痰气之积。佐以半夏、陈皮行气化滞，和胃止呕；茯苓健脾利湿，和中止泻。食积易于化热，故又佐以连翘清热散结。诸药合用，共奏消食、导滞、和胃之功。

【临床应用】

1. 辨证要点　本药为治疗食积证的常用成药。临床应用以脘腹痞满，嗳腐恶食，舌红苔厚腻，脉滑为辨证要点。

2. 配伍应用　脾胃虚弱者，配伍四君子丸或补中益气丸。

3. 现代应用　慢性胃炎、功能性消化不良、胆道系统感染、幽门不完全梗阻等，证属饮食内停者。

4. 应用注意　脾虚食滞者不宜用。服药期间，节食量，慎油腻。

【药理研究】现代药理研究表明，本药主要有助消化、调节胃肠功能、抗溃疡等作用；可提高胃蛋白酶活性，增加胰液分泌量，提高胰蛋白酶的浓度和分泌量；具有较好的解痉止痛及止泻作用；能减少胃酸分泌量和总酸排出量，具有较好的抗溃疡、促进损伤黏膜修复的作用。

【用法与用量】口服。大蜜丸 1 次 1 ～ 2 丸，水丸 1 次 6 ～ 9g，1 日 2 次；小儿酌减。

【其他剂型】本药还有片剂、颗粒剂、冲剂、口服液、浓缩丸等剂型。

枳实导滞丸

（《中国药典》2020 年版一部）

【处方】枳实（炒）100g　大黄 200g　黄连（姜汁炙）60g　黄芩 60g　六神曲（炒）100g　白术（炒）100g　茯苓 60g　泽泻 40g

【制法】以上 8 味，粉碎成细粉，过筛，混匀，用水泛丸，干燥，即得。

【性状】本品为浅褐色至深褐色的水丸；气微香，味苦。

【功用】消积导滞，清利湿热。

【主治】湿热食积证。症见脘腹胀痛，下痢泄泻，不思饮食，或大便秘结，小便短赤；舌红苔黄腻，脉沉实或滑数。

【方解】本药治证乃因食积内停，生湿化热所致。治宜消食导滞，清利湿热。方中重用大黄，苦寒泻下，攻积泄热，使积热从大便而下，为君药。枳实行气导滞消积，既除痞满胀痛，又增大黄泻下之功；神曲消食和胃，共为臣药。黄芩、黄连清热泻火；茯苓、白术健脾渗湿；泽泻利水渗湿止泻，可使湿热从小便而出，共为佐药。诸药合用，有消积导滞、清利湿热之功。

【临床应用】

1. 辨证要点 本药为治疗湿热食积证的常用中成药。临床应用以脘腹胀痛，不思饮食，舌红苔黄腻，脉沉实为辨证要点。

2. 现代应用 胃肠功能紊乱、细菌性痢疾、肠炎、消化不良等，证属湿热食积者。

3. 应用注意 虚寒痢疾忌用。本品清热攻下力猛，易伤正气，久病正虚、年老体弱及妇女胎前产后均应慎用。服药期间，饮食宜清淡，忌食辛辣刺激性食物，忌暴饮暴食及偏食。

【药理研究】现代药理研究表明，本药有助消化、促进消化液分泌、调整胃肠道功能、利胆、抑菌等作用。

【用法与用量】口服。1 次 6 ～ 9g，1 日 2 次。

第二节　健脾消食类

健脾消食类中成药，具有健脾消食之功用。适用于食少难消，脘腹痞满，倦怠乏力，大便溏薄等脾虚食积证。常选用消食药如山楂、神曲、麦芽等为主，配伍益气健脾药如人参、白术、山药等进行组方。代表成药有健脾丸、健胃消食片等。

健脾丸
（《中国药典》2020 年版一部）

【处方】党参 200g　炒白术 300g　陈皮 200g　枳实（炒）200g　炒山楂 150g　炒麦芽 200g

【制法】以上 6 味，粉碎成细粉，过筛，混匀。每 100g 粉末加炼蜜 130 ～ 160g 制成小蜜丸或大蜜丸，即得。

【性状】本品为棕褐色至黑褐色的小蜜丸或大蜜丸；味微甜、微苦。

【功用】健脾开胃。

【主治】脾虚食积证。症见食少难消，脘腹胀满，大便溏薄，倦怠乏力，面色萎黄；舌淡苔腻微黄，脉虚弱。

【方解】本药治证乃因脾胃虚弱，运化无力，食积内停所致。治宜健脾开胃。方中以炒白术健脾燥湿，麦芽消食和胃，共为君药。党参健脾益气，山楂消食和胃，共为臣药。佐以陈皮理气和中，枳实下气消痞除满，使全方补而不滞。诸药合用，脾健胃和积解，诸症自愈。

【临床应用】

1. 辨证要点 本药为治疗脾虚食积之常用中成药。临床应用以食少难消，脘腹胀满，便溏，倦怠乏力，舌淡苔腻微黄，脉虚弱为辨证要点。

2. **配伍应用** 饮食不消重者，配伍保和丸。

3. **现代应用** 慢性胃炎、慢性肠炎、消化不良等，证属脾虚食积者。

4. **应用注意** 湿热内蕴所致胃痛、痞满、泄泻者慎用。服药期间，忌食油腻生冷及不易消化食物。

【**药理研究**】现代药理研究表明，本药主要有抗菌、抗胃溃疡、促进消化液分泌等作用。

【**用法与用量**】口服。小蜜丸1次9g，大蜜丸1次1丸，1日2次；小儿酌减。

【**其他剂型**】本药还有糖浆、颗粒剂、凝胶剂、冲剂等剂型。

健胃消食片

（《中国药典》2020年版一部）

【**处方**】太子参 228.6g　陈皮 22.9g　山药 171.4g　炒麦芽 171.4g　山楂 114.3g

【**制法**】以上5味，取太子参半量与山药粉碎成细粉，其余陈皮等3味及剩余太子参煎煮2次，每次2小时，合并煎液，滤过，滤液低温浓缩至稠膏状，或浓缩成相对密度为 1.08～1.12（65℃）的清膏，喷雾干燥。加入上述细粉，蔗糖粉和糊精适量，混匀，制成颗粒，干燥，压制成片，或包薄膜衣，即得。

【**性状**】本品为浅棕黄色的片或薄膜衣片，也可为异形片，薄膜衣片除去包衣后显浅棕黄色；气微香，味微甜、酸。

【**功用**】健胃消食。

【**主治**】脾虚食积证。症见胃脘满闷，不思饮食，四肢倦怠；舌淡苔白腻，脉细。

【**方解**】本药治证乃因脾胃虚弱，运化失常，食积内停所致。治宜健胃消食。方中以太子参补气健脾益阴，麦芽消食健胃，共为君药。怀山药健脾益气，为臣药。山楂、陈皮理气醒脾，使诸药补而不滞，共为佐药。诸药合用，共奏健胃消食之功。

【**临床应用**】

1. **辨证要点** 本药为治疗脾虚食积证之常用中成药。临床应用以胃脘满闷，不思饮食，四肢倦怠，舌淡苔白腻，脉细为辨证要点。

2. **配伍应用** 脾胃气虚明显者，配伍四君子丸。

3. **现代应用** 功能性消化不良、慢性胃肠炎、小儿疳积等，证属脾虚食停者。

4. **应用注意** 建立良好的饮食习惯，防止暴饮暴食及偏食。小儿疳证兼有食积者，当配合驱虫药。

【**药理研究**】现代药理研究表明，本药主要有助消化、提高免疫功能、抗应激等作用。

【**用法与用量**】口服。可以咀嚼。小片：成人1次4～6片；儿童2～4岁1次2片，5～8岁1次3片，9～14岁1次4片；1日3次。大片：成人1次3片，1日3次；小儿酌减。

【**其他剂型**】本药还有颗粒剂、胶囊、口服液等剂型。

健儿消食口服液

（《中国药典》2020 年版一部）

【**处方**】黄芪 66.7g　炒白术 33.4g　陈皮 33.4g　麦冬 66.7g　黄芩 33.4g　山楂 33.4g　炒莱菔子 33.4g

【**制法**】以上 7 味，加水煎煮 2 次，每次 2 小时，滤过，合并滤液并浓缩至相对密度为 1.01 ～ 1.05（60℃）的清膏，冷藏 48 小时，滤过，滤液加炼蜜 300g，山梨酸钾 0.67g（加适量水热溶），加水至 1000mL，搅匀，静置 48 小时，取上清液，滤过，灌封，灭菌，即得。

【**性状**】本品为棕黄色至棕褐色的液体，久置有少量沉淀；味甜、微苦。

【**功用**】健脾益胃，理气消食。

【**主治**】脾胃虚弱之厌食、恶食证。症见纳呆食少，面色萎黄，脘腹胀满，手足心热，自汗乏力，大便不调；舌苔薄白，脉弱无力。

【**方解**】本药治证乃因脾胃虚弱，运化失常所致。治宜健脾益胃，理气消食。方中以黄芪补脾升阳，益气固表，以资化源，故为君药。白术补气健脾，固表止汗，为臣药。二药合用，补脾胃，助运化，祛湿浊，和胃气。陈皮气香性温，能行能降，理气运脾；莱菔子下气消食，长于消谷面之积；山楂功擅助脾健胃，尤擅消肉食油腻之积；脾虚食积易于化热，故以黄芩、麦冬清湿热，益胃阴；上药共为佐药。诸药合用，共奏健脾益胃、理气消食之功。

【**临床应用**】

1. **辨证要点**　本药为治疗脾胃虚弱之厌食、恶食证之常用成药。临床应用以纳呆食少，脘腹胀满，自汗乏力，舌苔薄白，脉弱无力为辨证要点。

2. **现代应用**　消化不良、慢性胃肠炎、胃肠神经官能症、小儿疳积等，证属脾虚食停者。

3. **应用注意**　胃阴不足者慎用。服药期间，调节饮食，纠正不良饮食习惯，建立有规律的生活习惯。

【**药理研究**】现代药理研究表明，本药主要有助消化、促进胃肠蠕动、提高胃蛋白酶活力等作用。

【**用法与用量**】口服，用时摇匀。3 岁以内 1 次 5 ～ 10mL，3 岁以上 1 次 10 ～ 20mL；1 日 2 次。

【**其他剂型**】本药还有合剂。

香砂枳术丸

（《中国药典》2020 年版一部）

【**处方**】木香 150g　枳实（麸炒）150g　砂仁 150g　白术（麸炒）150g

【**制法**】以上 4 味，粉碎成细粉，过筛，混匀，用水泛丸，干燥，即得。

【**性状**】本品为黄棕色的水丸；气微香，味苦、微辛。

【功能】健脾消食，行气除痞。

【主治】脾胃虚弱，食停气滞证。症见脘腹痞闷，食欲不振，餐后饱胀，大便溏薄，倦怠乏力；舌淡苔白，脉弦细。

【配伍】本药治证乃因脾虚食积，气机阻滞所致。治宜健脾消食，行气除痞。方中以白术为君药，健脾燥湿，以助脾之运化。臣以枳实、木香行气降浊，消痞除满；砂仁芳化湿浊。君臣相配，使脾胃得健，气消湿化，清升浊降，则诸症悉平。

【临床应用】

1.辨证要点　本药为治疗脾虚食停，气机阻滞证之常用中成药。临床应用以脘腹痞闷，食欲不振，大便溏薄，舌淡苔白，脉细为辨证要点。

2.配伍应用　饮食积滞明显者，配伍保和丸。

3.现代应用　胃下垂、慢性胃肠炎、胃肠神经官能症、消化不良等，证属脾虚食停，气机阻滞者。

4.应用注意　湿热中阻所致痞满，胃痛者慎用；胃脘灼热，便秘口苦者不宜服用。本品方中有破气之枳实，孕妇慎用。服药期间，忌生冷辛辣厚味，宜食清淡易消化之品。

【药理研究】现代药理研究表明，本药对消化功能呈双向调节作用：能促进胃蛋白酶和胃酸的分泌，辅助消化食物；能显著增加胆汁、胰液分泌，但对胃肠分泌呈抑制作用；能显著增强胰脂酶活性，但抑制胃蛋白酶活性。

【用法与用量】口服。1次10g，1日2次。

四磨汤口服液

（《国家中成药标准汇编·内科脾胃分册》）

【处方】木香37.5g　枳壳37.5g　槟榔37.5g　乌药37.5g　果糖浆240g　山梨酸钾1.5g

【制法】以上前4味药材，用蒸馏法提取芳香水600mL，另器保存；药液滤过，药渣加水煎煮2次，每次0.5小时，滤过，合并煎液，减压浓缩至相对密度为1.10（60～70℃）的清膏，加乙醇使含醇量达75%，冷藏12小时，滤过，滤液回收乙醇至无醇味，加水适量搅拌，冷藏12小时，滤过，滤液加入上述芳香水、果糖浆、山梨酸钾，使溶解，加水调整至规定量，搅匀，冷藏36小时，滤过，即得。

【性状】本品为棕黄色至棕色的澄清液体；气芳香，味甜、微苦。

【功能】顺气降逆，消积止痛。

【主治】婴幼儿乳食积滞证。症见腹胀，腹痛，啼哭不安，厌食纳差，腹泻或便秘；舌淡苔白。

【配伍】本药治证乃因乳食积滞，气机阻滞所致。治宜顺气降逆，消积止痛。方中乌药辛温香窜，善于疏通气机，既可疏肝气郁滞，又可行脾胃气滞，用为君药。木香辛散苦降而温通，芳香浓郁而性燥，尤善疏理胃肠之气分阻滞，为臣药。槟榔辛苦降泄，破气导滞而消积滞，下气降逆而除胀满；枳壳苦而微寒，长于理气宽中，苦泄降下，消胀除满，共为佐药。诸药相伍，共奏顺气降逆、消积止痛之功。

【临床应用】

1.辨证要点　本药为治疗婴幼儿乳食停滞证的常用中成药；亦用于中老年食积气滞，胃脘胀满疼痛者。临床应用以腹胀痛，厌食纳差，大便不调，舌质淡，苔白腻或浊腻为辨证要点。

2.配伍应用　饮食积滞明显者，配伍保和丸。

3.现代应用　消化不良、贫血、结核、慢性胃肠炎等，证属食积气滞者。

4.应用注意　孕妇、大便溏者不宜服用；肠梗阻、肠道肿瘤、消化道术后禁用。服药期间，忌食生冷、辛辣、油腻等不易消化之物。

【药理研究】现代药理研究表明，本药能使肠蠕动幅度和肌张力增强；能增强小肠平滑肌紧张程度和位相性收缩功能；可兴奋M-胆碱受体引起腺体分泌增加，特别是唾液分泌增加，可增加胃肠平滑肌张力，增加胃肠蠕动，使消化液分泌旺盛，食欲增加。

【用法与用量】口服。成人1次20mL，1日3次，疗程1周；新生儿1次3～5mL，1日3次，疗程2天；幼儿1次10mL，1日3次，疗程3～5天。

学习小结

消食中成药主要适用于食积停滞所致的各种食积证，根据功效不同，分为消食化滞和健脾消食两类。

消食化滞类适用于各种食积内停证。其中保和丸长于消食、导滞、和胃，为消食化积的通用成药；主治一切食积之脘痞腹胀、恶食嗳腐等症。枳实导滞丸长于消积导滞，清利湿热；适用于湿热食积内阻肠胃之脘腹胀痛、下痢泄泻，或大便秘结、小便短赤，舌红苔黄腻，脉沉实或滑数等症。

健脾消食类适用于脾虚食积证。其中健脾丸长于健脾消食，兼有和胃止泻作用；主治脾虚食滞腹泻之证。健胃消食片长于健胃消食；主治脾虚食积之胃脘满闷、不思饮食、倦怠等症。健儿消食口服液长于健脾益胃，理气消食；主治脾胃虚弱之厌食、恶食证。香砂枳术丸长于健脾开胃，行气消痞；主治脾虚食阻，气机阻滞之脘腹痞闷、食欲不振、呕吐吞酸、便溏、倦怠乏力等症。四磨汤口服液重在顺气降逆，消积止痛；适用于乳食积滞之腹胀、腹痛、厌食，以及中老年食积气滞，胃脘胀满疼痛者。

复习思考题

1.消食中成药主要适用于哪些病证？

2.保和丸、枳实导滞丸的组成、功用、主治有何异同？

3.枳实导滞丸与枳实消痞丸的组成、功用和主治有何异同？

4.健脾丸、健胃消食片、健儿消食口服液的组成、功用和主治有何异同？

5.健脾丸与参苓白术散均有补脾止泻之功，临床上应如何区别运用？

第二十二章　外用中成药

学习目的　学习临床常用的两种外用中成药的组成、功用、主治、方解及临床应用。

学习要点

掌握：紫金锭、如意金黄散的组成、功用、主治、方解及临床应用。

　　凡以外用药为主组成，具有解毒消肿、宣痹止痛、化瘀通络等作用，用于治疗痈疽疮疡、风湿痹痛、跌打损伤、痔疮等病证，一般采用外贴、敷、搽等方法使用的中成药，称为外用中成药。

　　中医外科疾病的致病因素包括外因与内因两个方面。外因者有外感六淫邪毒、感受特殊之毒、外来伤害等，内因者有情志内伤、饮食不节、房事损伤等。风、寒、暑、湿、燥、火六淫邪毒能直接或间接地侵害人体，发生外科疾病。风为阳邪，善行而数变，故发病迅速，多为阳证，多侵犯人体上部，如颈痈、抱头火丹等。寒主收引，寒胜则痛，寒邪侵袭人体而致局部气血凝滞，血脉流行失常，易患冻疮、痹证、脱疽等。暑邪为病多夹湿邪，湿性重浊黏滞，其性下趋，着而难去，致病每多缠绵难愈或反复发作。湿邪致病，常与风、寒、暑、热兼夹为患。暑湿、湿热为患，可致臁疮、下肢丹毒、湿疮等；寒湿为患，可致寒痹、阴疽等。燥为阳邪，易伤阴液，多致皮肤干燥皲裂，易致生痈或手足部疔疮等。火邪属热，感受温热之邪，可引起诸如疔疮、有头疽、痈、丹毒等。特殊之毒包括虫毒、蛇毒、疯犬毒、漆毒、药毒、食物毒和疫毒、无名毒。另外，跌打损伤、沸水、火焰、冷冻等，可引起局部气血凝滞、热胜肉腐，而发生瘀血肿痛、水火烫伤、冻伤等外伤性疾病。情志内伤可使体内的气血、经络、脏腑功能失调，而发生外科疾病。饮食不节，恣食膏粱厚味、醇酒炙煿或辛辣刺激之品，可使脾胃功能失调，湿热火毒内生，而易发痈疡。房事损伤可导致肾精耗伤，肾气亏损。肾阳损伤，阴寒内盛，则寒湿易于侵袭，气血凝滞，痹塞不通，可致风寒湿痹、阴疽等；肝肾阴虚，虚热内生，久则热毒壅滞，而易发痈疽之患。内因和外因常互为影响，相兼为病，诊病时还须结合局部及全身证候、病史等，分析病因病机，做出全面诊治。

　　现代研究提示，外用中成药具有镇痛、抑菌、抗病毒、抗炎、抗过敏等作用。

　　应用外用中成药时应注意：外用中成药多不可内服，体虚者、孕妇慎用。用药期间，忌食生冷、油腻之品，以免影响药物吸收和药效发挥。有的外用中成药内含有毒药物，应慎用，且不可久用。

紫金锭

（《中国药典》2020 年版一部）

【**处方**】山慈菇 200g　红大戟 150g　千金子霜 100g　五倍子 100g　人工麝香 30g　朱砂 40g　雄黄 20g

【**制法**】以上 7 味，朱砂、雄黄分别水飞成极细粉；山慈菇、红大戟、五倍子粉碎成细粉；将人工麝香研细，与上述粉末及千金子霜配研，过筛，混匀。另取糯米粉 320g，加水做成团块，蒸熟，与上述粉末混匀，压制成锭，低温干燥，即得。

【**性状**】本品为暗棕色至褐色的长方形或棍状的块体；气特异，味辛而苦。

【**功用**】辟瘟解毒，消肿止痛。

【**主治**】瘟疫热毒壅滞之中暑。症见脘腹胀痛，恶心呕吐，痢疾泄泻，小儿痰厥；舌红苔黄，脉数者。外治可用于热毒壅滞之疔疮疖肿、丹毒及喉风。

【**方解**】本药治证乃因瘟疫热毒侵袭人体所致。治宜辟瘟解毒，消肿止痛。方中麝香芳香开窍醒神，行气活血，为君药。山慈菇清热解毒，雄黄辟秽解毒，共为臣药。红大戟、千金子霜逐痰消肿，五倍子涩肠止泻，朱砂重镇安神，共为佐药。诸药合用，共奏辟瘟解毒、消肿止痛之功。

【**临床应用**】

1. **辨证要点**　本药为治疗瘟疫热毒壅滞所致的中暑、痢疾泄泻、小儿痰厥、疔疮疖肿、丹毒及喉风的常用成药。临床应用以脘腹胀痛，恶心呕吐，泄泻或局部红肿热痛，舌红苔黄，脉数为辨证要点。

2. **现代应用**　中暑、痢疾、腹泻、小儿痰厥、皮肤化脓性炎症、蜂窝组织炎、痄腮、丹毒、喉风等，证属瘟疫热毒者。

3. **应用注意**　气血虚弱者、肝肾功能不全者慎用，阴性痈疡及痈疽疮疡已溃之创口忌用，孕妇、皮肤过敏者慎用。本品含有有毒药物，不宜过量、久服。服药期间，忌食辛辣、油腻、海鲜等食物。

4. **不良反应**　有文献报道，服用紫金锭偶见恶心或腹泻，外用可出现局部皮肤红肿、丘疹及破溃。

【**药理研究**】现代药理研究表明，本药主要有镇痛、抗炎、抗菌、抗肿瘤的作用。

【**用法与用量**】①锭剂：口服。1 次 0.6 ～ 1.5g，1 日 2 次。外用，醋磨调敷患处。②散剂：口服。1 次 1.5g，1 日 2 次。外用，醋调敷患处。

【**其他剂型**】本药还有散剂。

如意金黄散

（《中国药典》2020 年版一部）

【**药物组成**】姜黄 160g　大黄 160g　黄柏 160g　苍术 64g　厚朴 64g　陈皮 64g　甘草 64g　生天南星 64g　白芷 160g　天花粉 320g

【**制法**】以上 10 味，粉碎成细粉，过筛，混匀，即得。

【性状】本品为黄色至金黄色的粉末；气微香，味苦、微甘。

【功用】清热解毒，消肿止痛。

【主治】热毒壅滞之痈疡肿毒、丹毒流注。症见肌肤红肿热痛；舌红苔黄，脉滑数。亦可用于跌打损伤。

【方解】本药治证乃因热毒壅滞肌肤所致。治宜清热解毒，消肿止痛。方中大黄、黄柏清热燥湿，泻火解毒，大黄并能活血化瘀，二者共为君药。姜黄活血行气，消肿止痛；白芷、天花粉燥湿消肿，排脓止痛，以加强君药解毒消肿之功，共为臣药。苍术燥湿化痰；厚朴、陈皮行气燥湿化痰；生天南星燥湿散结，消肿止痛，共为佐药。甘草清热解毒，益气和中，又能调和诸药，用为佐使。诸药合用，共奏清热解毒、消肿止痛之功。

【临床应用】

1. 辨证要点　本药为治疗疮疡肿毒、丹毒流注、跌打损伤的常用成药。临床应用以局部红肿热痛，舌红苔黄，脉滑数为辨证要点。

2. 现代应用　皮肤化脓性炎症、蜂窝组织炎、急性淋巴腺炎、流行性腮腺炎、静脉炎、软组织挫伤、褥疮、慢性盆腔炎、慢性前列腺炎、毒蛇咬伤肢肿等，证属热毒壅滞皮肤者。

3. 应用注意　不可内服。阴性痈疡及痈疽疮疡已溃之创口忌用，孕妇、皮肤过敏者慎用。服药期间，忌食辛辣、油腻、海鲜等食物。

4. 不良反应　有文献报道，如意金黄散外敷可引起过敏性皮疹。

【药理研究】现代药理研究表明，本药主要有抗菌、抗炎、镇痛作用。

【用法与用量】外用。红肿、焮热、疼痛者，用清茶调敷；漫肿无头，用醋或葱酒调敷，亦可用植物油或蜂蜜调敷，1日数次。

学习小结

外用中成药主要适用于痈疽疮疡、风湿痹痛、跌打损伤、痔疮等病证。紫金锭长于辟瘟解毒，消肿止痛；适用于瘟疫热毒壅滞之中暑、痢疾泄泻、小儿痰厥，外治可用于热毒壅滞之疔疮疖肿、丹毒及喉风。如意金黄散长于清热解毒，消肿止痛；适用于热毒壅滞之痈疡肿毒、丹毒流注及跌打损伤。

复习思考题

1. 外用中成药主要适用于哪些病证？

2. 紫金锭、如意金黄散的功用、主治病证及其应用注意各是什么？

附录一 药名笔画索引

附录二　药名拼音索引

主要参考书目

1. 阮时宝 . 中成药学 . 北京：人民卫生出版社，2009.

2. 张的凤 . 中成药学 . 北京：中国中医药出版社，2009.

3. 李冀 . 方剂学 . 北京：中国中医药出版社，2006.

4. 沈映君，陈长勋 . 中药药理学 . 上海：上海科学技术出版社，2008.

5. 严永清 . 中药现代研究的思路与方法 . 北京：化学工业出版社，2006.

6. 中华人民共和国食品药品监督管理局 . 中药、天然药物一般药理学研究技术指导原则 .2005.

7. 中华人民共和国食品药品监督管理局 . 药品注册管理办法 .2007.

8. 中华人民共和国食品药品监督管理局 . 药物临床试验质量管理规范 .2003.

9. 邱德文 . 中医药科研思路与方法 . 北京：中医古籍出版社，2004.

10. 谢秀琼 . 中药新制剂开发与应用 .3 版 . 北京：人民卫生出版社，2006.

11. 国家药典委员 . 中华人民共和国药典 2020 版 . 北京：中国医药科技出版社，2020.

12. 曹岚，梁芳 . 中药新药研制与申报 . 南昌：江西高校出版社，2009.

13. 张兆旺 . 中药药剂学专论 . 北京：人民卫生出版社，2009.

14. 傅超美 . 药用辅料学 . 北京：中国中医药出版社，2008.

15. 徐淑云，卞如濂，陈修 . 药理实验方法学（3 版）. 北京：人民卫生出版社，2001.